我慢なし！ 成功への近道！

# 糖質オフなのに満腹ダイエット

監修 水野雅登　島田淑子

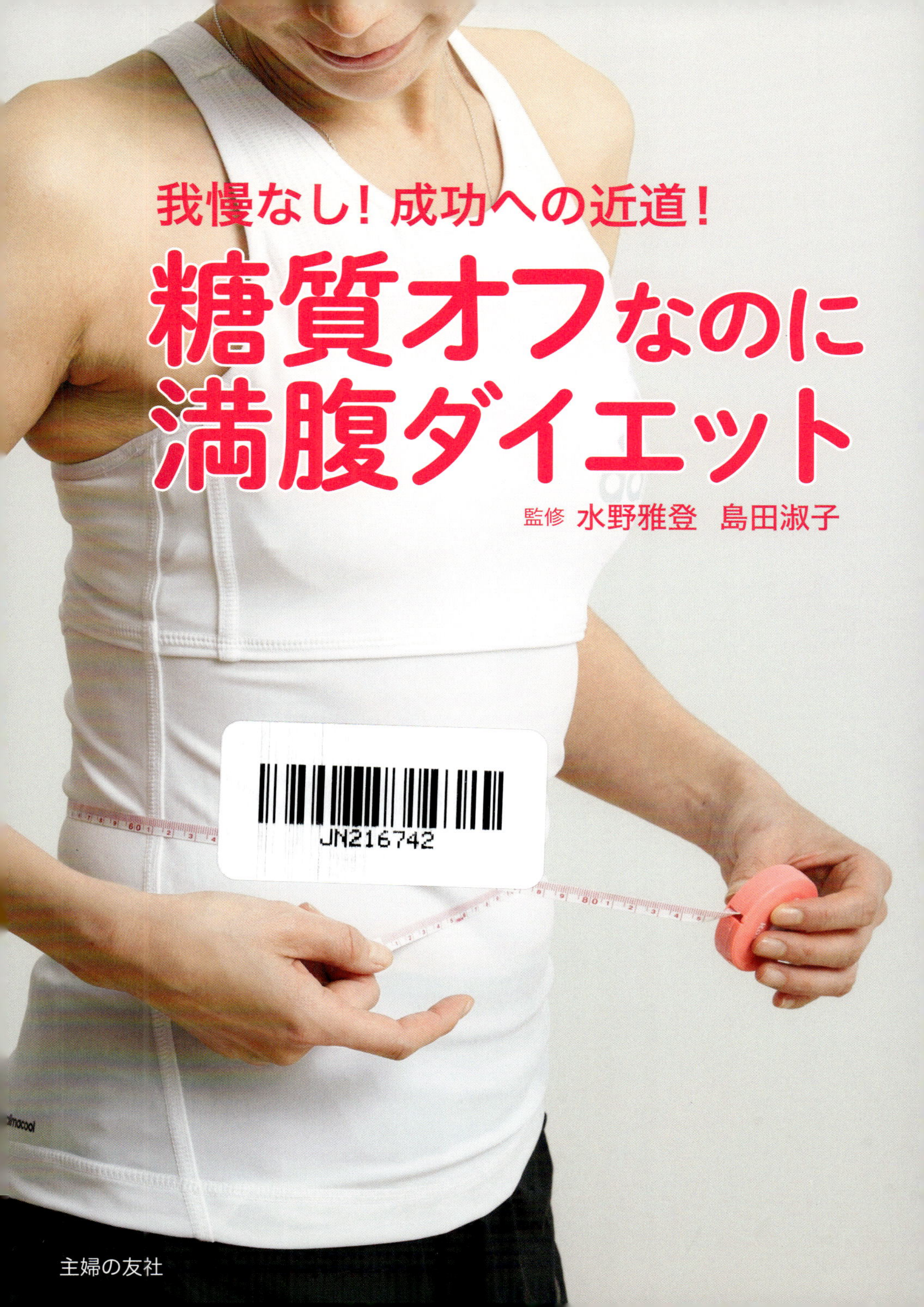



主婦の友社

introduction

# 長年のむくみや低血糖の症状が改善。食事を楽しみながら、体調管理とスリムな体型を維持しています

Sumiko Shimada

島田淑子さん
東洋医学
ライフクリエーター

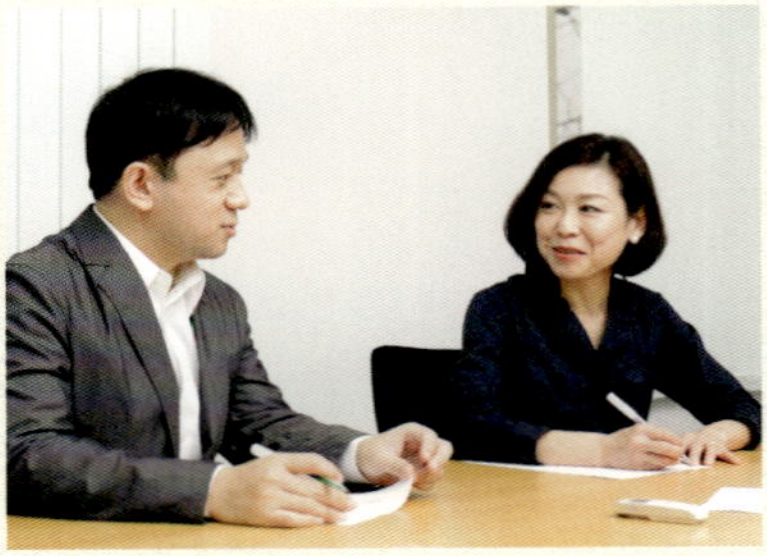

監修してくださった島田淑子さん（右）と水野雅登さん（左）。ふたりとも糖質オフ生活の実践で、体調管理と体型維持をしています。

## 45歳過ぎに突然襲われた体の不調はインスリンが原因だった

糖質制限食をやってみようと思ったきっかけは、私自身の体の不調からでした。45歳を過ぎたころ、「来たか、更年期！」という症状に見舞われたのです。それは、むくみ、倦怠感、目の表面の痛み、逆流性食道炎の症状（胸やけなど）、夕方になると冷や汗が出たり、心臓がドキドキ、頭がクラクラすることもありました。

体調回復のためにはきちんとした食事を……と思い、朝、昼、晩に玄米をしっかり食べ、魚と野菜を中心にした食事をしました。しかし症状は一向によくなる気配なし。どんどんむくみがひどくなって、夕方には足はパンパンに。ついには、今まではけていたパンツがはけなくなるほどでした。

そのころの私は、朝ごはんを食べると、1日中食べ物のことしか考えられなくなり、ランチを食べると、午後眠くてだるくて、使い物にならないので

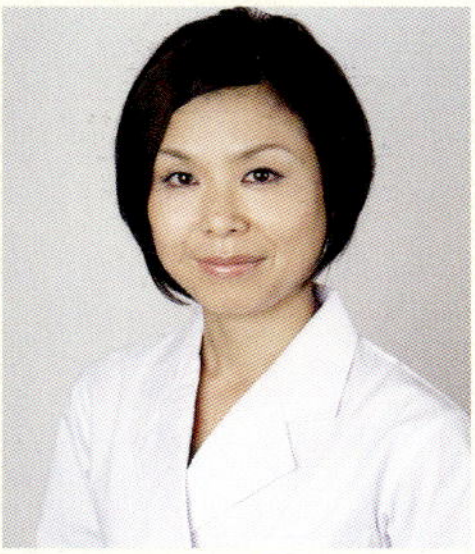

今から6年前、玄米魚採食でむくみに悩まされていたころ。少しぽっちゃりでした。

す。特にランチに主食を食べすぎると、夕方にとても眠くなり、強烈な空腹感とフラフラ、冷や汗の症状が出て、本当に困りました。

これはまさに低血糖発作の症状です。そこで、糖尿病専門医のいるクリニックを受診して、糖負荷テストを受けた結果、「糖代謝異常症」と診断されたのです。とても特異な病気なのかと思ったのですが、そんな話をすると、「私もそんな症状によくなります」という人が多くて驚きました。

糖質をとる→血糖値が上がる→インスリンが出て血糖値を下げる……という、誰にでも起こる当たり前の作用。この感受性が人によって違うということをあらためて知りました。私の場合は、糖質をたくさんとった4時間後に、追加のインスリンが出てしまい、それが低血糖症状の原因。私を襲った諸症状は更年期ではなく、このインスリンが犯人だったのです。

そんなときに出合ったのが「糖質オフ」の食事療法です。試してみると……、驚くことに、すぐにあのつらい症状がすべて解消したのです。

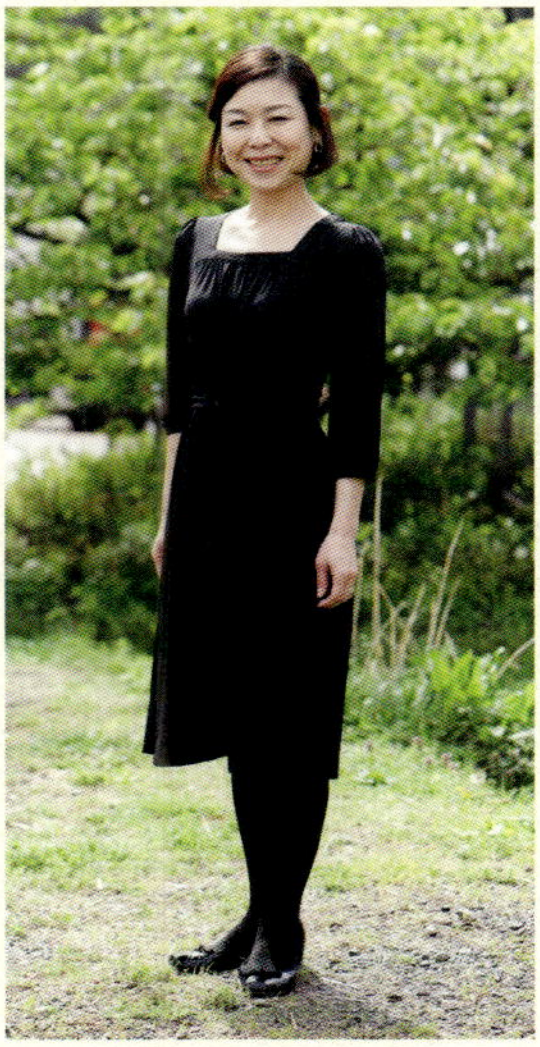

現在はスリム体型を維持し、血糖値に振り回されない、快適な生活を送っています。「その素晴らしさを伝えたい」と島田さん。

## 糖質オフで体調は完全に回復。むくみの解消、スリムな体型を維持！

糖質をとると分泌されるインシュリンは、水分の再吸収を促す働きがあります。そのため体が水分をため込み、これがむくみの原因に。糖質制限をすると、最初の1週間くらいはとても尿量が増えます。余分な水分の排出が始まった証拠です。みるみるむくみが改善し、1週間後には、はけなくなっていたパンツがはけるようになっていました。

私はエステティシャンとして30年以上、たくさんの女性を見て触れてきましたが、日本の女性は東洋医学でいう「水毒」（水の代謝が悪い）タイプが多いようです。その背景には炭水化物のとりすぎが考えられます。糖質1gで水を3～4gため込むといわれているので、糖質制限をすると、余分な水分が排出されて、すぐに体重が2～3kg落ちるケースは少なくありません。

水分が落ちるだけでなく、糖質オフを続けることで、体の余分な「脂肪」をエネルギーとして使うようになるため、体脂肪が減り、確かな痩身効果があります。本誌はまさにそのダイエット効果をクローズアップしたもの。

私は糖質オフ生活を始めて5年になりますが、体調は非常に良好。一時はむくんで増えていた体重も、今はずっと46kgをキープしています。

また、日本女性のお肌の悩みに、「黄ぐすみ」というものがあります。こ

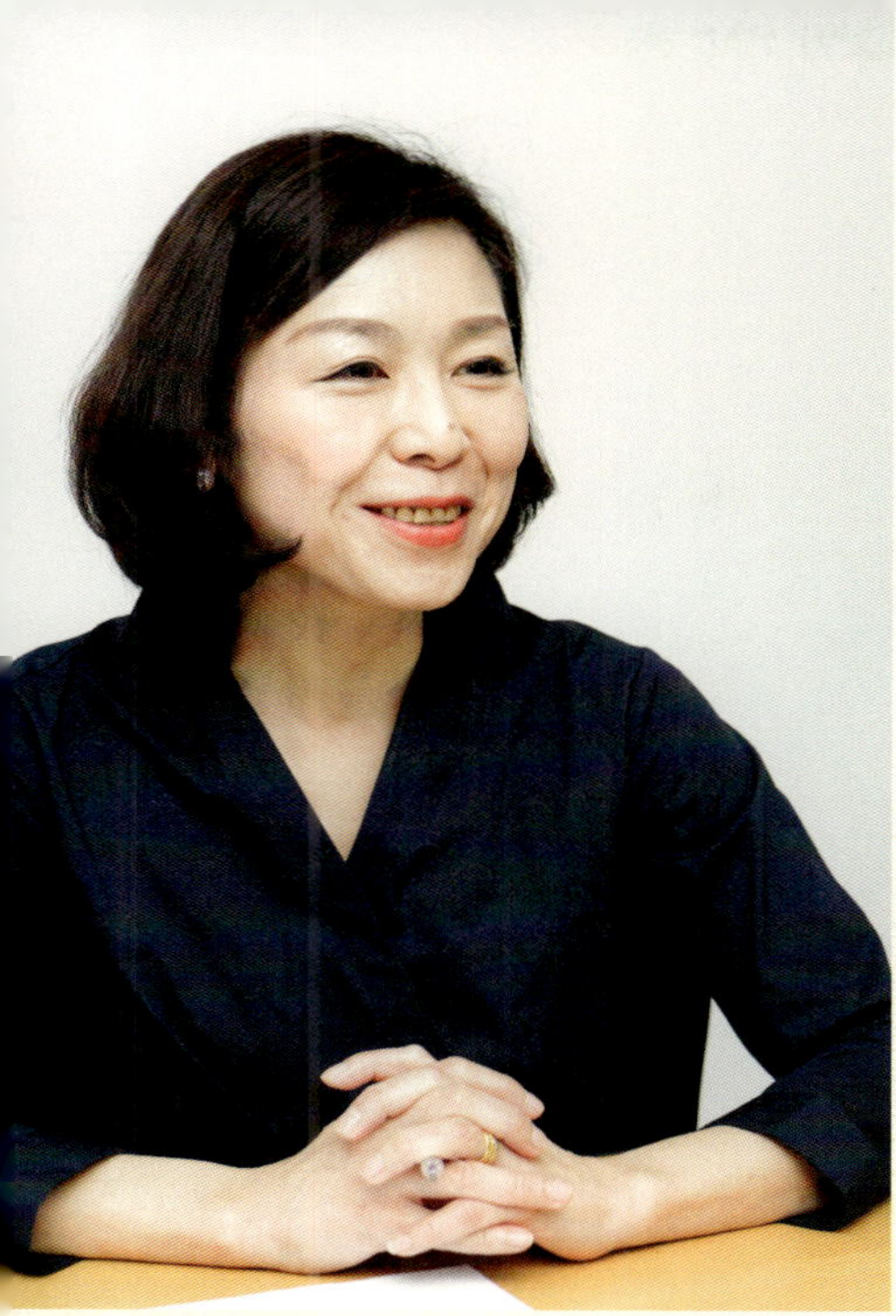

島田さんは低糖質と発酵食、東洋医学の食養生を組み合わせた食事療法を提案しています。

れは糖質による「糖化」が主な原因。糖化とは糖とたんぱく質による反応のことで、例えば、みりんをからめて魚を焼くと、いい焼き色になります。これも糖化の一種。しかしこれが肌で起こると、肌を黄色くにごらせ、細胞をかたくします。また、糖に水分を加えるとドロドロになりますが、これと同じ現象が血液中でも起こります。糖のとりすぎは血液をドロドロにし、その影響が目の下のクマやくすみとなってあらわれます。

実際に糖質オフ生活をすると、肌に透明感が出たなど、美肌効果を実感する人がほとんど。美容面においても、やはり糖質は減らすべきものなのです。私はごはんやパンなどの炭水化物を全面的に否定するつもりはありません。ただ食べる量、つき合い方の見直しを提案したいのです。

体調を整えながら、美しくやせられるのが「糖質制限ダイエット」です。

本誌ではそのやせるメカニズムをはじめ、すでにトライして挫折した人のためへのレクチャー、失敗しないノウハウ、実践的に使えるメニューや情報をまとめました。快適な生活のための第一歩として、糖質制限を始めませんか？

島田淑子

introduction

# 私自身、肥満と脂肪肝を克服。糖質制限に関連した予約外来を設け高い効果を出しています

Masato Mizuno

水野雅登さん
友愛病院勤務

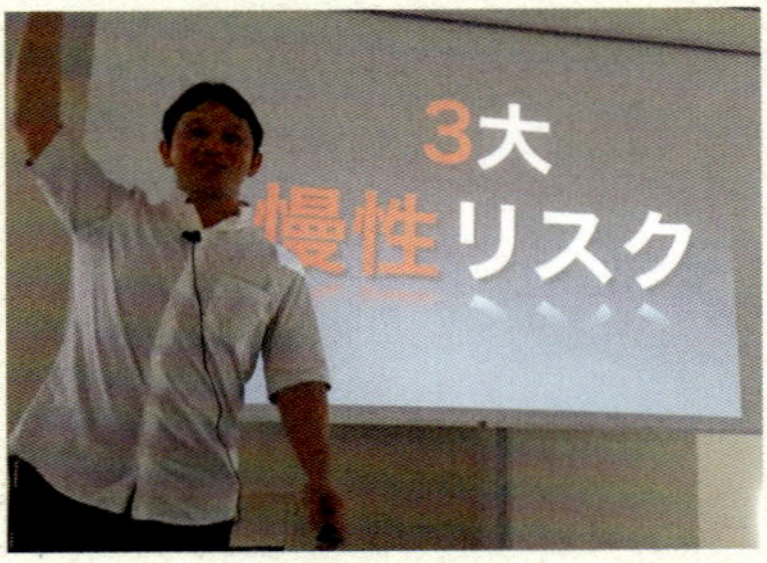


水野先生は各地で糖質制限の食事療法についての講演を実施。自らの経験や臨床報告などを交え、これからの食事のあり方をわかりやすく＆楽しく伝えています。

## カロリー制限でリバウンドを経験 糖質制限で、ＢＭＩ値30の脂肪肝から脱出

ひと昔前のダイエットはカロリー制限の時代でした。医師として、糖尿病の患者さんにダイエット指導をするも、なかなか成果が出ない。なぜって、つらくて続かないのです。そこで、私自身もだいぶ太ってきたこともあり、自らカロリー制限ダイエットを試してみたら……やっぱりおなかがすいて、続かないのです。そして食事を元に戻したとたんにリバウンド。失敗する患者さんの気持ちがよくわかりました。

そのころちょうど妻が妊娠中で、それと同じように、どんどん私のおなかもふくらむ一方（笑）。マックス時はＢＭＩ値30、ＡＳＴ76、ＡＬＴ１87という立派な脂肪肝で、ＣＴを見たら肝臓は真っ黒でした。

そこで新しい発想の食事療法「糖質制限」を知り、子どもも授かり、このままではマズイと感じてトライ。そうしたら……これはもう目からウロコ。

糖質制限の効果は絶大でした。空腹を感じないのでつらくなく、内臓脂肪がすっかり落ちて、レントゲンを見ても骨格がふたまわりほどもやせて別人の体のよう。脂肪肝も改善し、その驚くべく効果に感激しました。

これをしっかり広めていけば、メタボや糖尿病をはじめとした慢性疾患も絶対によくなると確信し、糖質制限に関連した予約外来を設置しました。

その効果はすぐにあらわれました。ただ体重が減るだけでなく、持病の薬が減ったり、まったくいらなくなる人も多く、花粉症が軽くなるなど、予想以上の改善報告に驚くばかり。

しかしながら、同じように指導しても、効果は人により違うのは事実で、なかには行ってはいけないケースもあります（P28参照）。でも、今の日本は明らかに糖質過多の人が多い。メタボや健康に不安のある人は特に、その食事のスタイルを一度リセットして、糖質制限の食事習慣を試してみる価値は十分です。

水野雅登

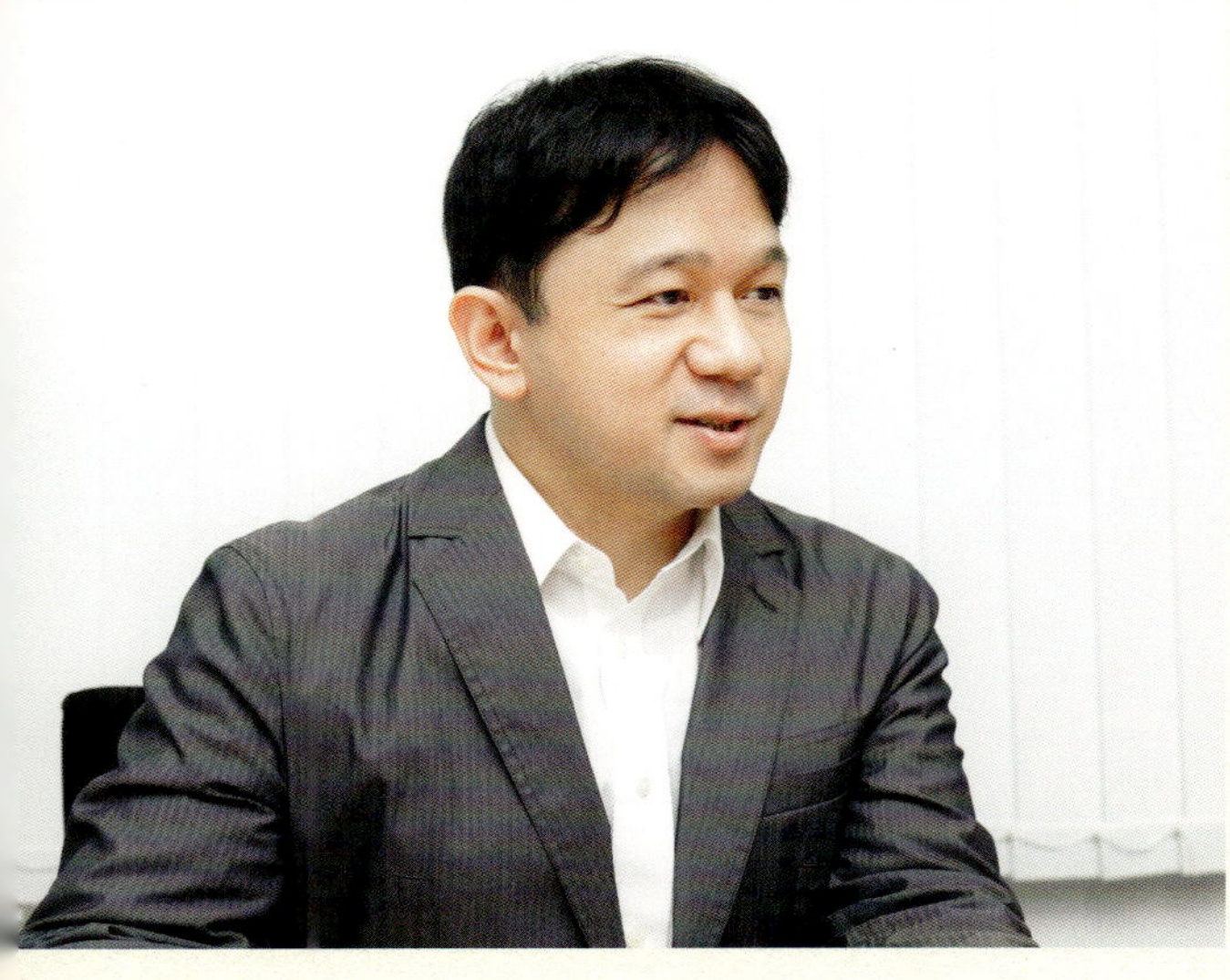

勤め先の友愛病院では糖質制限に関連した予約外来を設け、個々に指導を行っています。

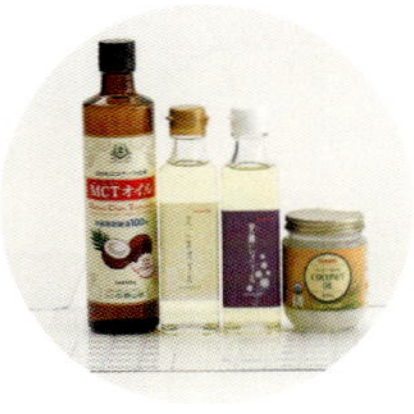
MCTオイル

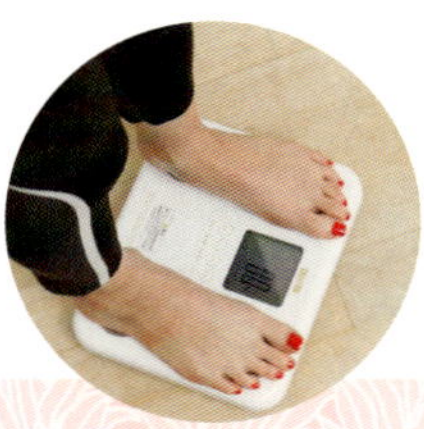

Chapter 3

# 何をどれだけ食べる？ 楽しく実践するための献立アイディア



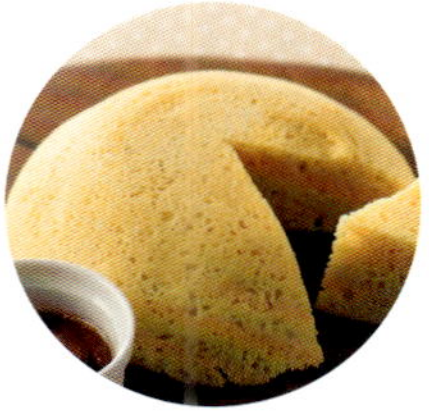

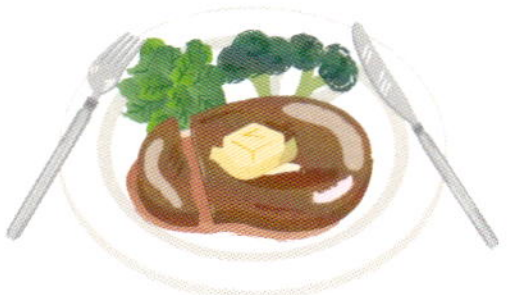

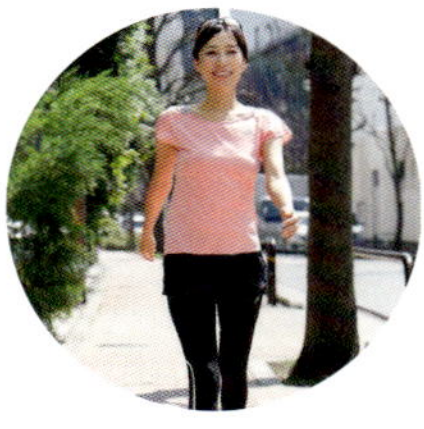

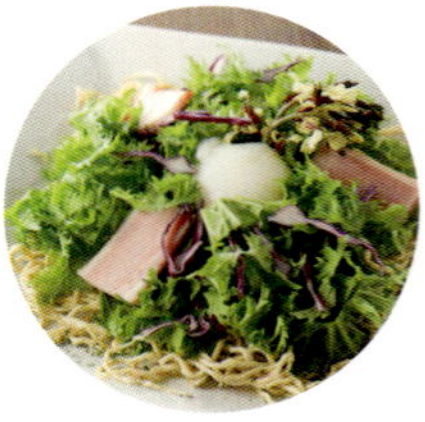

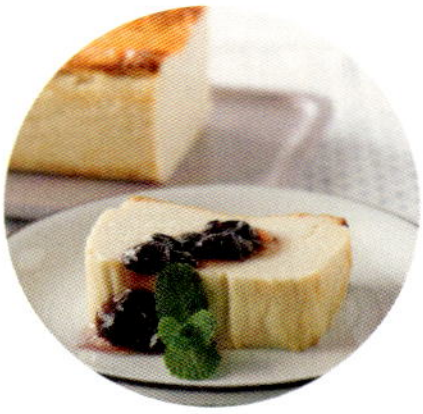

Chapter

# 4

## 糖質制限ダイエッターが体験！ うれしい報告続々



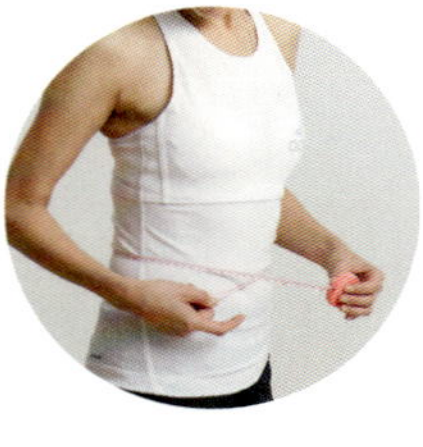

# Chapter 1

# 押さえておきたい糖質制限ダイエットのポイント

# 糖質はもうとらなくていい

そもそも糖質とはなんなのか?を、もう一度おさらい!
実は現代には必要のない栄養素です。

## 糖質は炭水化物から食物繊維を省いたもの

糖質というと、真っ先に砂糖などの甘いものを思い浮かべますが、実は私たちが毎日摂取している糖質の多くは炭水化物です。

炭水化物は白米、パン、麺類、いも類など。これらから食物繊維を除いたものが糖質です。主食として毎食欠かさず食べている人も多く、なかには炭水化物(糖質)を食べなければいられない「糖質中毒」に陥っている人も!これが体の不調や肥満の大きな原因になっています。

炭水化物はたんぱく質、脂質と並んで「3大栄養素」のひとつ。摂取すると体内ですぐにブドウ糖に変わり、エネルギー源として使われます。しかし、たんぱく質や脂質と違い、血や肉など、体の構成成分になることがなく、エネルギーとして使われなければ、脂肪として蓄えられるだけです。

糖質制限ダイエットとは、スイーツ、果物に加え、炭水化物を制限することが主体になってきます。

### 3大栄養素とは?

**たんぱく質**

臓器、筋肉、骨、血管、皮膚、髪の毛などの生体や、酵素などの機能性物質の形成に関わっています。多く含まれるものには、肉類、魚介類、卵、大豆・大豆製品、乳製品などがあります。

**炭水化物**

糖質と食物繊維に分けられ、糖質はエネルギー源ですが、余ると脂肪に。食物繊維は腸内環境を整える働きがあります。糖質が多いものには、白米、パン、麺類、いも類、砂糖類などがあります。

**脂質**

エネルギー源であり、ホルモンや細胞膜などに働きかける材料、脂溶性ビタミンの吸収をサポートする働きも。多く含まれるものには、肉類、魚介類、ナッツ類、食物油などがあります。

## 糖質は余ると脂肪になるだけ！

炭水化物は糖質と食物繊維で構成されています。しかし、食物繊維の重量はたいがい微量なため、必ずしも炭水化物からとる必要はありません。糖質は即座にエネルギーになりますが、現代の、運動量が減り、エアコンの普及により体温調節に使うエネルギー消費が少ない状況下では、多量なエネルギーは必要ありません。余った糖質は脂肪になるだけで、実はあまりいらない栄養素なのです。

**炭水化物＝糖質＋食物繊維**

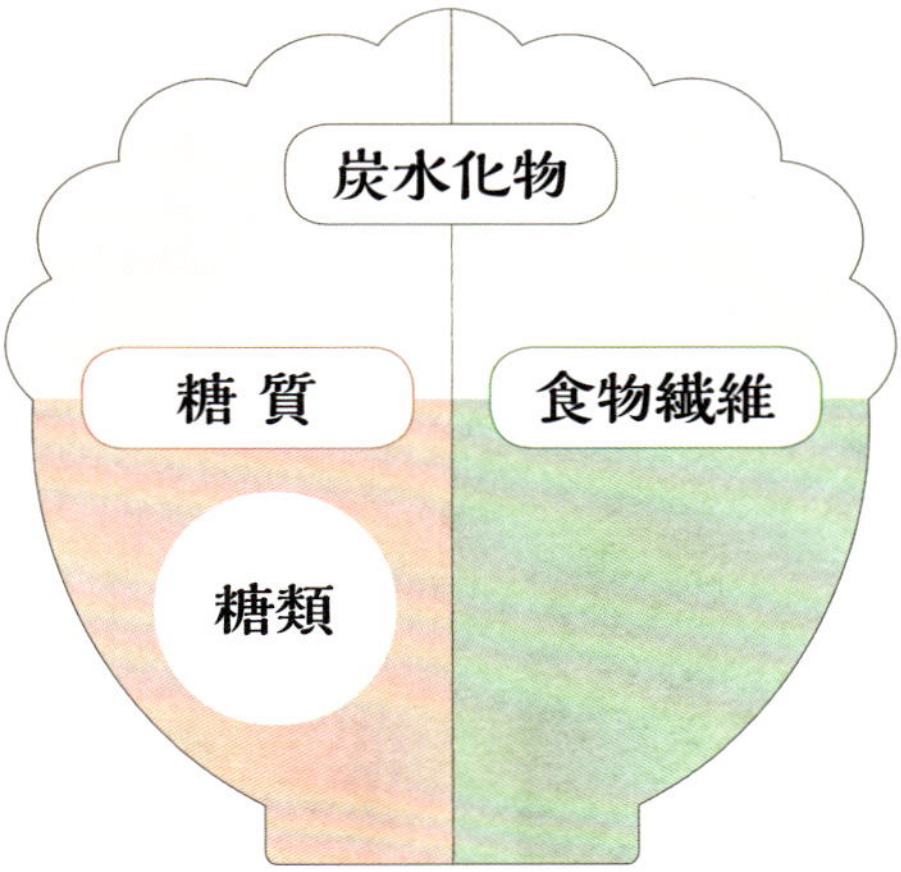


糖質は炭水化物から食物繊維を引いたもの。糖質にはでんぷんやオリゴ糖などが含まれ、その一部に糖類（砂糖や果糖など）が含まれます。よって炭水化物をとること＝糖質をとることなのです。

## 油は太るという概念を捨てる！

ダイエットといえば「いちばん気になるのがカロリー」……というのは、昔のお話！ 糖質制限ダイエットでは、カロリーを考えるのは二の次。高カロリーの筆頭、肉や油をしっかり食べて、糖質だけを控えるのが基本です。

## 今までのダイエットの考えから脱出する

食べ物から得たエネルギーが摂取カロリー、生命維持や体を動かして消費したエネルギーが消費カロリーです。今までのダイエットは、［摂取カロリー＞消費カロリー＝太る］という図式でしたが、こうした考えから一度、脱することが大切です。

# 糖質制限すると やせるのは事実です

## 肥満ホルモン インスリンの分泌を 抑えることがポイント！

では糖質制限をすると、どうしてやせるのでしょう？ 食事から糖質をとると、体内でエネルギー源となるブドウ糖に変わり、血液中にブドウ糖が増えると、血糖値が上がります。すると、すい臓からインスリンというホルモンが分泌され、肝臓や筋肉にブドウ糖をとり込みます。ところが貯蔵できる量には限界があり、この余った分は脂肪として蓄えます。

インスリンは血糖値を下げる重要な役割がありますが、脂肪をため込むため、別名、肥満ホルモンと呼ばれています。

一方、糖質をとらない食事にすると、血液中のブドウ糖の量は少ないまま。するとインスリンがほとんど分泌されず、脂肪として蓄えません。そのうえ、エネルギー源であるブドウ糖の不足により、体内の脂肪を分解してエネルギーにするので、やせるというわけです。

糖質オフでインスリンの分泌を抑え、脂肪をエネルギー源にすることで、確実にやせられます。

糖質をとりすぎるとなぜ太り、制限するとどうしてやせるのか？ そのメカニズムはインスリンの働きにあり！

### インスリンとは？

すい臓から分泌されるホルモンで、血液中のブドウ糖（血糖）が増えると分泌され、血糖をエネルギーに変えたり、余った分は脂肪として蓄えます。この働きが悪くなり慢性的に血糖値が上がると、やがて糖尿病に。糖質過多な生活を続けているとリスクが高まります。

### 糖質制限でこんな症状が改善する！

糖質が入ってくると血糖値が上がり、インスリンの分泌で下がります。この血糖値の急上昇と急降下により、体にさまざまな影響が。食後に眠けを感じるのもそのせい。しかし糖質制限をすると、血糖値が安定するため、こうした不調が起こりにくくなります。

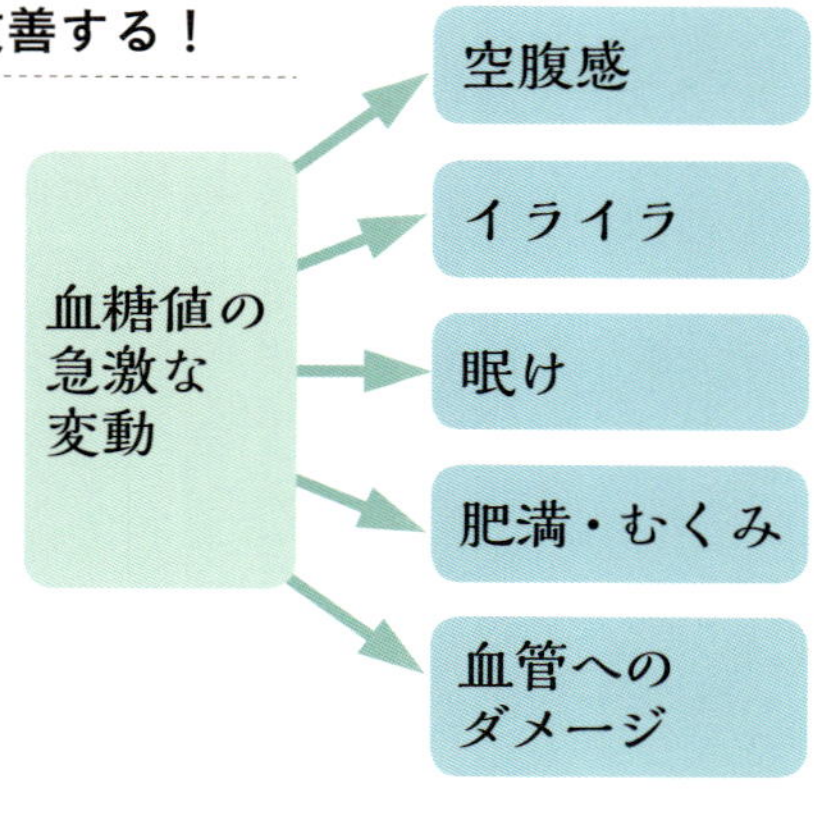
血糖値の急激な変動
空腹感
イライラ
眠け
肥満・むくみ
血管へのダメージ

## やせるメカニズム

糖質が入ってこなければ、血糖値が上がらないのでインスリンの分泌なし。脂肪の蓄積がなく、体内のブドウ糖不足で、かわりに脂肪をエネルギーとして使うようになり、「やせ体質」に。

**糖質の少ない食事をとる**

↓

**血液中のブドウ糖濃度が高くならない**

↓

**「肥満ホルモン」インスリンが分泌されない**

↓

**体内にブドウ糖が不足する**

↓

**脂肪を分解してエネルギー源にする**

↓

**やせる**

## 太るメカニズム

糖質が多いものを食べると血糖値が上昇。するとインスリンが大量に分泌され、処理しきれない分は、脂肪としてため込みます。これが習慣化すれば、どんどん太っていきます。

**糖質の多い食事をとる**

↓

**血液中のブドウ糖濃度が高くなる**

↓

**「肥満ホルモン」インスリンが分泌**

↓

**肝臓や体にブドウ糖をとり込む**

↓

**血液中のブドウ糖が余っている**

↓

**脂肪として蓄積する**

↓

**太る**

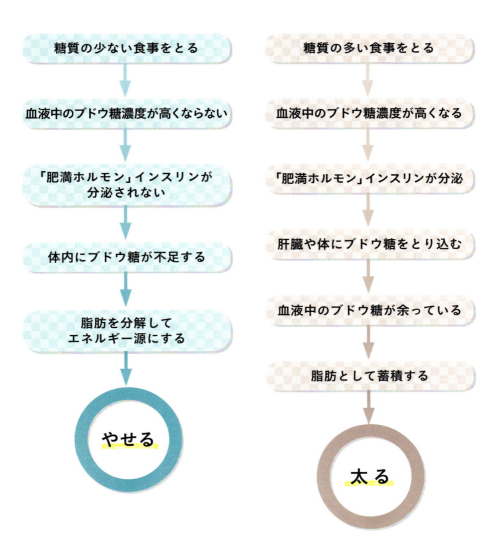

# でも、糖質制限ダイエットで失敗する人が多いのはなぜ？

最近では糖質を気にする人が増えています。でもなかなかやせないという声も。それには体質、食習慣、やり方が間違っているのかも!?

失敗 理由1

## あなたが糖質制限でやせにくいタイプだから

**糖質を制限することでのストレス度が関係しています**

成功率が高いのは「酒飲みの内臓脂肪型」の人。糖質制限では蒸留酒や辛口のワインはＯＫ。炭水化物以外のつまみもほとんど食べられ、我慢するものが少ないこと、また内臓脂肪を落とす効果が高いことが、やせやすい要因。

一方、もっとも失敗しやすいのは、ＢＭＩが25以上の「皮下脂肪型」肥満の人。甘いものが大好きな糖質依存がある人は、とにかく間食がやめられないのです。ごはんやパン、麺類の代替品を求めるなど、我慢するものが多く、相当なストレスに。そしてある日突然、糖質をドカ食いしてしまい挫折するケース。しかも糖質制限は皮下脂肪型をやせさせるには時間がかかるため、根気がいるのです。この糖質への執念を、いかに上手にコントロールするかがカギになります。

### 成功しやすい人、しにくい人の差は？

**成功しにくい人**

**スイーツ好きの皮下脂肪型**

スイーツを好きな人は、パンや白米も大好き。糖質依存に陥っているので、そこから抜け出すのが大変。さらに皮下脂肪型の肥満は、糖質オフでやせにくい傾向があります。

**成功しやすい人**

**酒飲みの内臓脂肪型**

酒好きの傾向として、スイーツにさほど執着はなく、つまみと酒があれば比較的ストレスは軽度。糖質オフは特に内臓脂肪を落とす効果が高いため、成功率が上がります。

失敗
理由2

# 今までの食の常識にとらわれている

## 糖質制限は新しい理論の食事法だと理解する

今までさまざまな美容&健康維持の食事法が提案されてきました。例えば、ダイエットの成功はカロリー制限なくしてありえない。脳の栄養やエネルギーになるのは糖質のみで、糖分がないと元気が出ない。1日3食こそが健康の秘訣など。

糖質制限ダイエットはやせて健康になるメカニズムが、こうした長年の常識とはまったく違います。これを一度忘れて、リセットすることが成功の秘訣です。

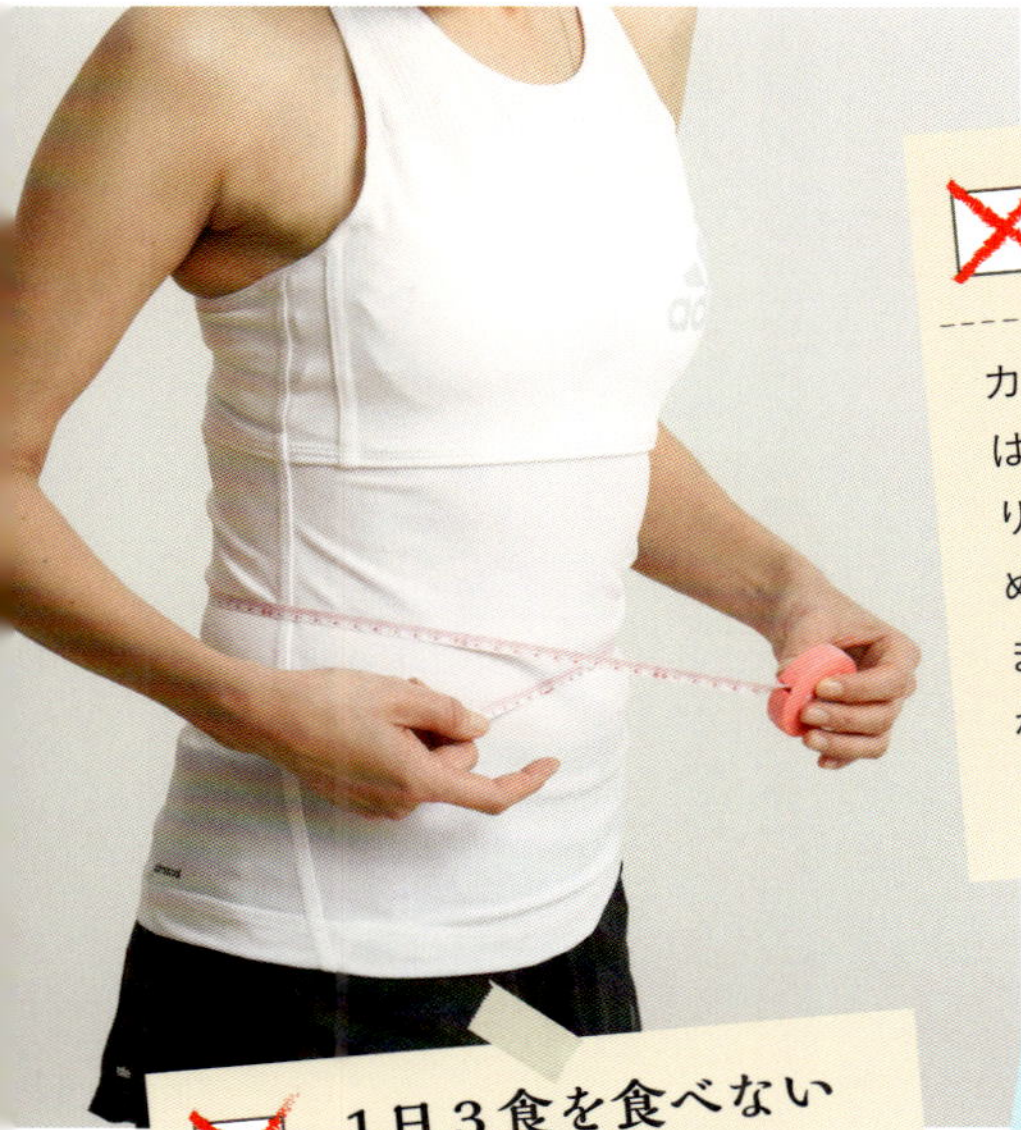

### カロリーを抑えないとやせられない

カロリーを抑えるダイエットでは、食べる量を減らす必要があり、この飢餓状態を乗り切るために、筋肉を落としてしまいがち。まずはカロリーという概念を忘れ、糖質だけオフすることを考えてください。

### 糖分をとらないと元気が出ない

「脳の栄養分は糖質（ブドウ糖）だけ」と今まで考えられていました。しかし、肝臓で中性脂肪を分解してエネルギーがつくられ、脳に送られるので、糖質をとらなくても脳がエネルギー不足になることはありません。

### 1日3食を食べないと健康を害する

消化する力は人それぞれに違います。1日に必要な栄養を摂取できれば、1日3食にこだわる必要はありません。消化力がある人は1日1食でも十分。監修の水野先生は実際に1日1食生活で健康体を維持しています。

失敗 理由3

# 糖質制限中にオイル不足になっている

## 中鎖脂肪酸を上手にとり入れてオイル不足を解消！

糖質制限を始めると、最初はフラフラしたり、エネルギー不足を感じる人もいて、そこで挫折するケースも少なくありません。

体のエネルギー源には、糖質、たんぱく質、脂質があり、糖質をとると優先的に燃焼します。しかし、糖質をオフすると、脂肪を分解して生まれた「ケトン体」をエネルギー源として使うようになります。糖エネルギーから、脂肪をエネルギーにする回路にチェンジするわけです。この脂肪エネルギーへの移行をサポートしてくれるのが、中鎖脂肪酸や長鎖脂肪酸を多く含むオイルです。

特に中鎖脂肪酸はすぐに分解してエネルギーとして使われるので、体がエネルギー不足になるのを防いでくれるのでイチ押し。代表的なのがMCTオイルやココナッツオイルです。

また、オメガ3脂肪酸は、私たちが食事からの摂取が必要な必須脂肪酸である、α-リノレン酸が豊富。脳の栄養になり、細胞を正常化させる働きがあるため、やはり糖質制限ダイエット中に積極的にとりたいオイル。代表的なものが亜麻仁オイル、えごまオイルなどです。

### 糖質オフによるやせるサイクル

炭水化物を控えると、糖をエネルギー源としていた状態から、脂肪を燃やしてエネルギーにする回路にチェンジ。体脂肪が燃え出し、「やせ回路」が回り出します。

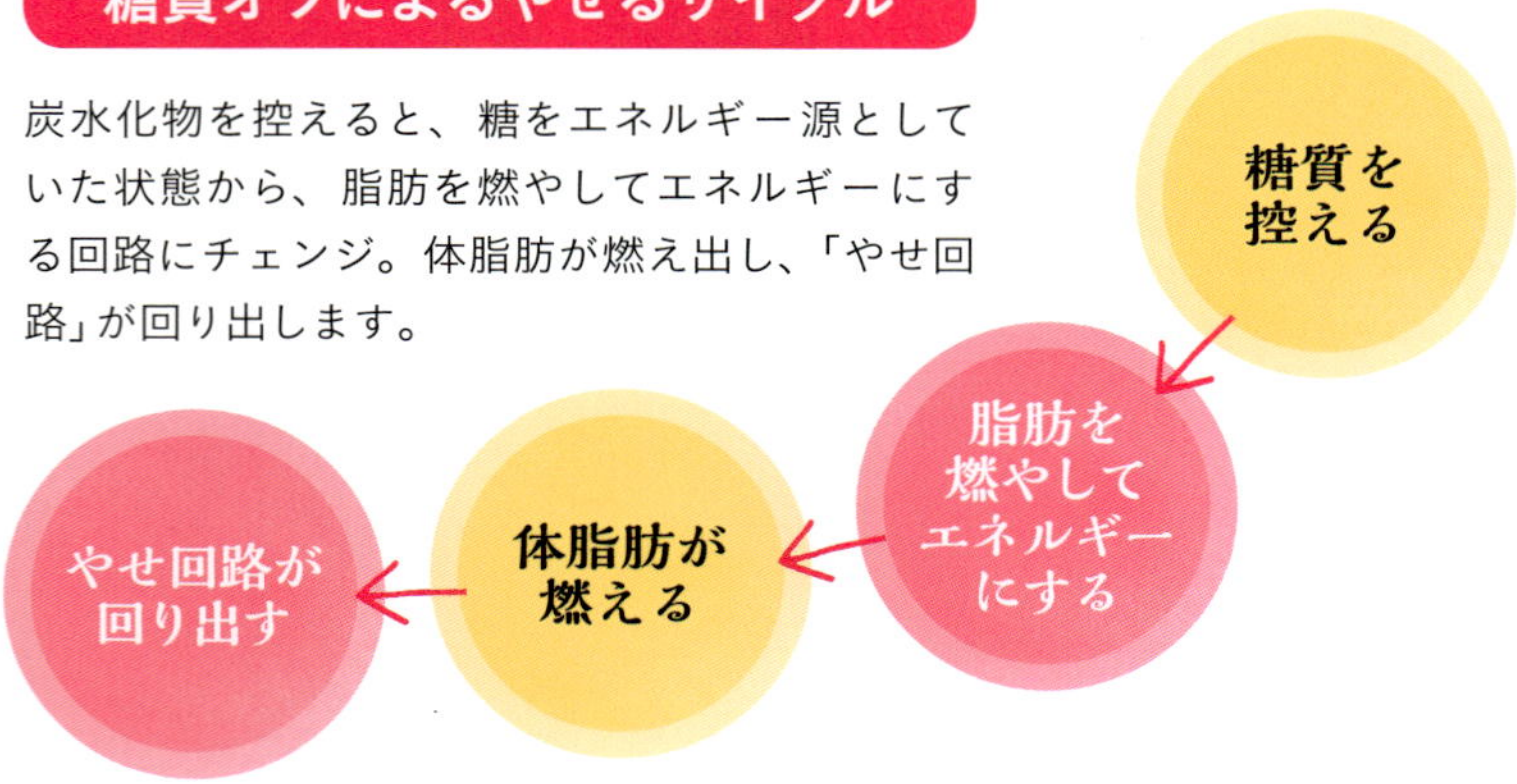

## 体に必要なオイルを
## きちんととることが大切

(左から) ココナッツベースの中鎖脂肪酸100％のオイル。すぐにエネルギーに転換し、体脂肪を蓄積しにくく、無味無臭で料理や飲み物に使いやすい。仙台勝山館MCTオイル（360g）2204円／勝山ネクステージ　えごまオイル、亜麻仁オイルは体内でつくることのできないオメガ3脂肪酸である、α-リノレン酸が豊富。考える力をサポートし、細胞を元気に。えごまオイル（180g）1000円、亜麻仁オイル（180g）1000円／ともにmaruta（太田油脂）。ココナッツオイルはラウリン酸を含む中鎖脂肪酸が豊富。コールドプレス製法で抽出した、100％オーガニックのエキストラヴァージンオイル。熱に強いので調理にも大活躍。ココナッツオイル（200㎖）1400円／アビオス

※すべて税抜価格

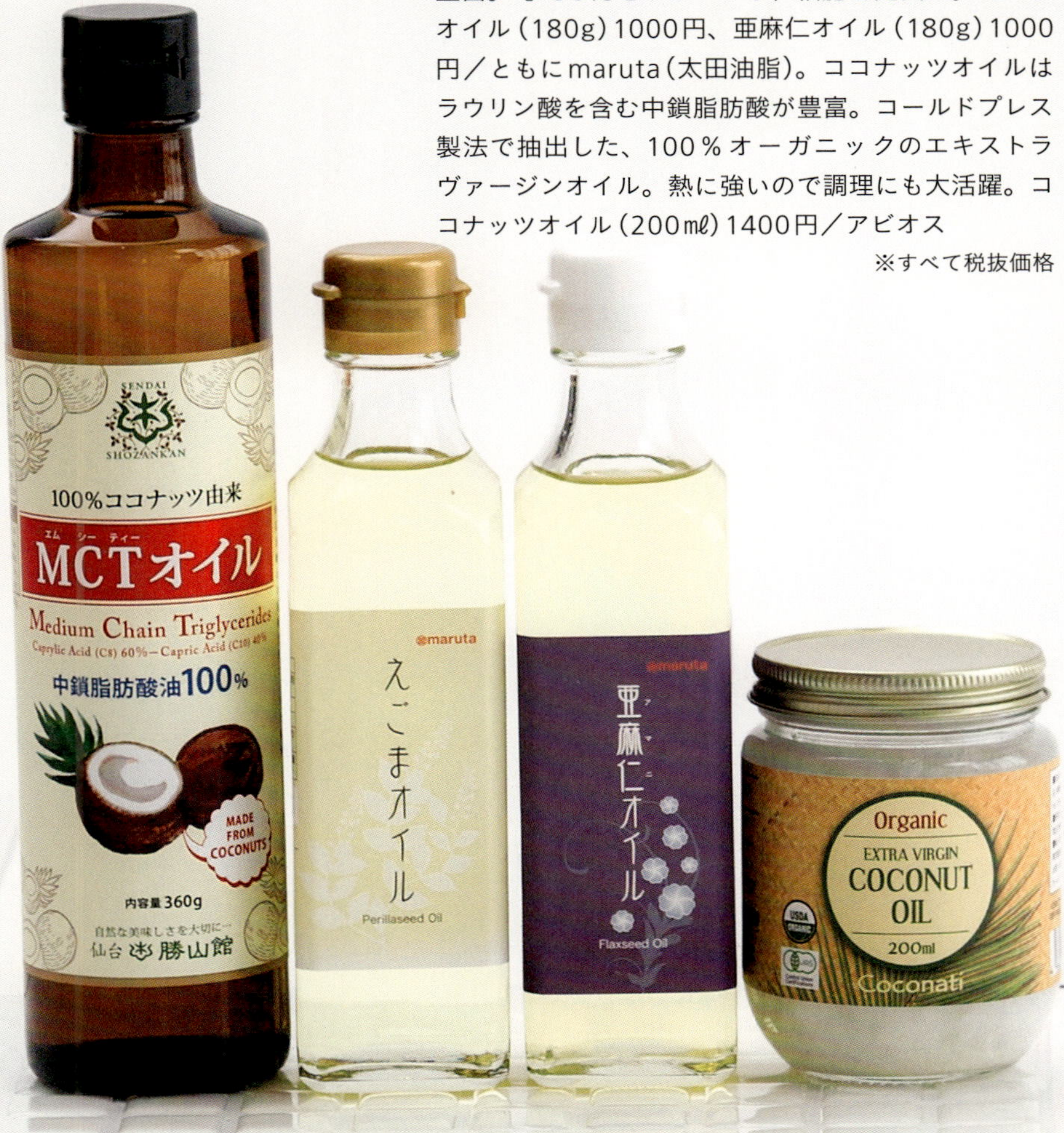

失敗
理由4

# たんぱく質が不足、あるいはとりすぎている

## たんぱく質を毎日しっかりとるのが基本

糖質制限ダイエットで注意しなければいけないのが、たんぱく質不足に陥らないこと。体のさまざまな機能を構成している、肉、魚、卵、チーズなどの、たんぱく質をしっかりとらないと、健康的にやせられません。

特に肉は糖質オフでは推奨される食材。がっつり食べられ、空腹を感じずにやせられるのが強みです。逆に不足すると、筋肉が落ちたり、疲れやすくなる、満たされないストレスで挫折しがちなので注意が必要です。

## 肉はいくら食べてもＯＫの落とし穴も！

肉食推奨のダイエット法ではありますが、なかには「肉はいくらでも食べていいんでしょ？」とばかりに、とりすぎる人もいます。

残念ながらこれにも限界があり、肉などの動物性たんぱく質や脂質ばかりをとりすぎたら、やはりやせられません。魚や大豆製品などの植物性のものと合わせてバランスよく！

1日のたんぱく質の摂取目安は、運動量とも関係があり、左の算出表を目安にするといいでしょう。

## たんぱく質不足による不調

- 筋肉の減少
- 肌や髪の老化
- 爪がもろくなる
- 血管・骨が弱くなる
- 免疫力の低下
- むくみ
- 貧血
- 冷え
- 疲れ
- 消化力の低下
- 睡眠障害
- 抑うつ
- 老化
- 肝機能の低下

**たんぱく質量**

**約20gの食材**

肉…約100g
魚…約100g
卵…約3個
チーズ…約120g

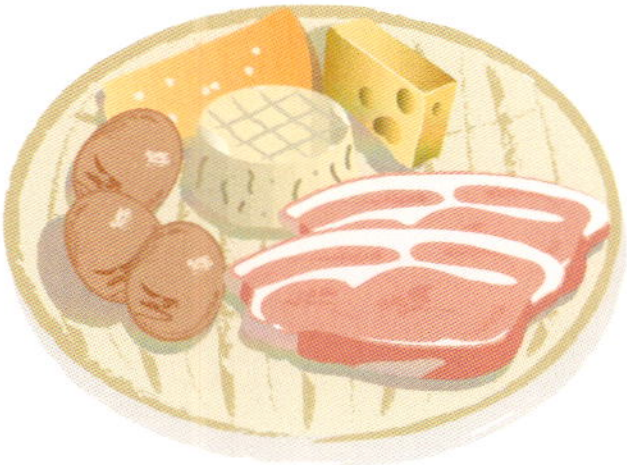

**1日に必要なたんぱく質量**

**体重×体重1kgあたりのたんぱく質必要量**

例えば、体重55kgの運動習慣がある人の1日の目安は約60g以上。大まかには肉200g、卵3個以上。

| 運動量 | 体重1kgあたりのたんぱく質必要量（g） |
|---|---|
| 活発に活動していない人 | 0.8 |
| 週に4〜5回30分の運動をしている人 | 0.8〜1.1 |

例 体重55kgの人　55×0.8〜1.1＝44〜60.5g

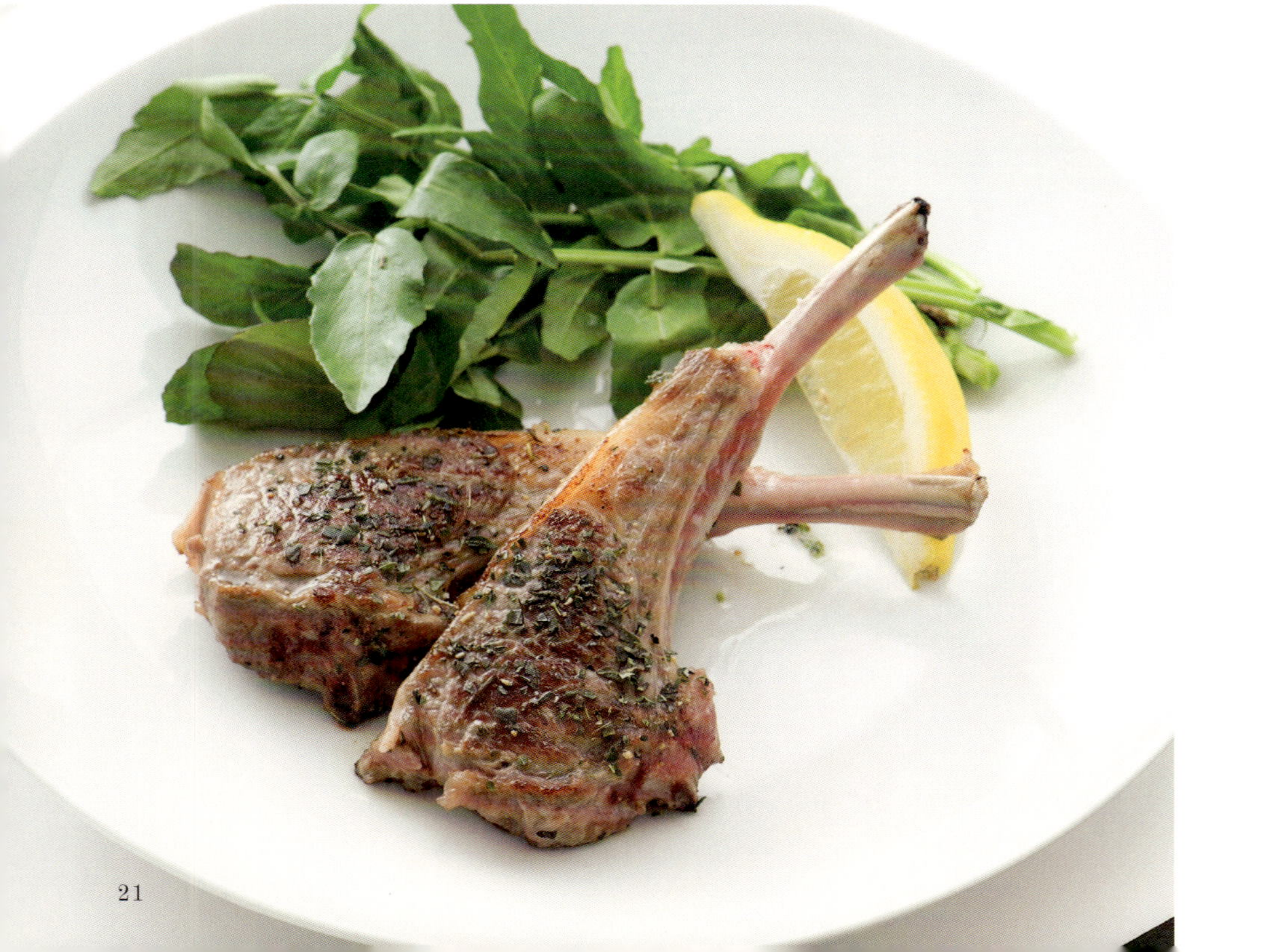

**失敗 理由5**

# 間食グセから抜け出せない！

## 口寂しさを解消する低糖質のおやつを活用して！

どうしても炭水化物や甘いものがやめられないという人は、「糖質中毒」に陥っています。特に、精製された糖質（白米や白砂糖など）はタバコやドラッグなどと同様に、強烈な中毒性があるといわれています。

空腹を感じるのも、無性に甘いものが食べたくなるのも、「糖質が欲しい」という脳からのサイン。本当に体に必要だから欲しているのではなく、単に習慣化による、脳の誤作動が原因。

そんな中毒から抜け出せるのが、この糖質制限ダイエットです。間食グセを克服するには、口寂しさを補える、手作りスイーツ（P70〜）や市販品の低糖質のおやつを上手に活用するのがおすすめ。一度、糖質オフを徹底すれば、糖質中毒から抜け出せます。

### 低糖質のおやつで口寂しさをオフ！

最近では低糖質のおやつが豊富に出ています。おすすめはナッツ類やカカオ分の高いチョコレート。どちらも低糖質でミネラルが豊富。不足しがちな栄養素を補うこともできるので上手に活用を。

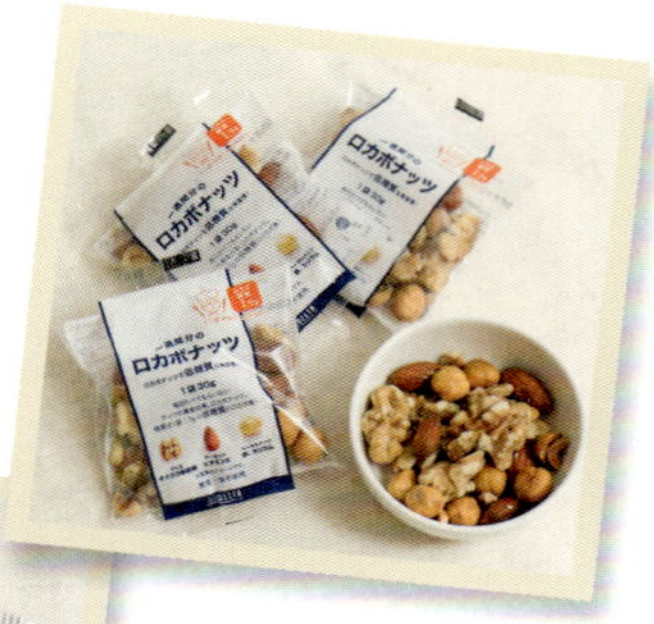


(左) 1枚あたり糖質 1.0g。「カレ・ド・ショコラ〈カカオ88〉」330円／森永製菓。(中) 大豆粉のみを生地に使用。低GI食品。「ソイジョイ アーモンド＆チョコレート」115円／大塚製薬。(右) くるみ、アーモンドなどのナッツが入った小袋 (糖質 1.6g) が7日分セットに。栄養バラスのいいおやつ。「一週間分のロカボナッツ」880円／デルタインターナショナル

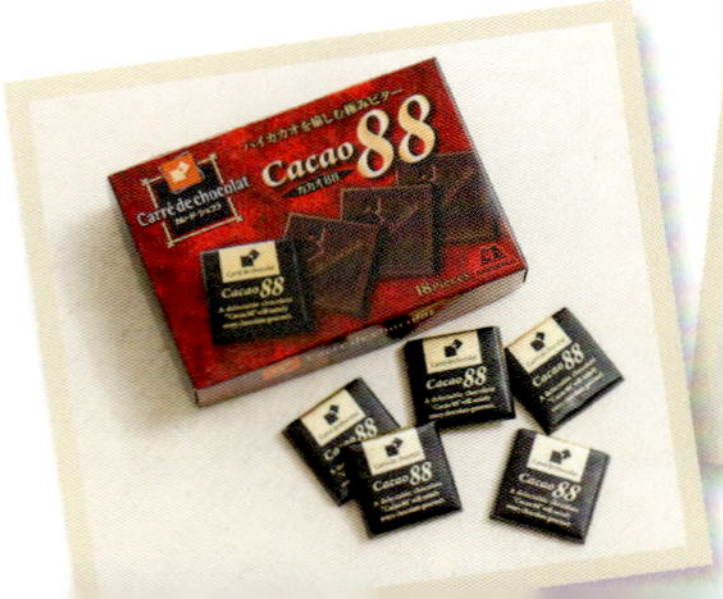


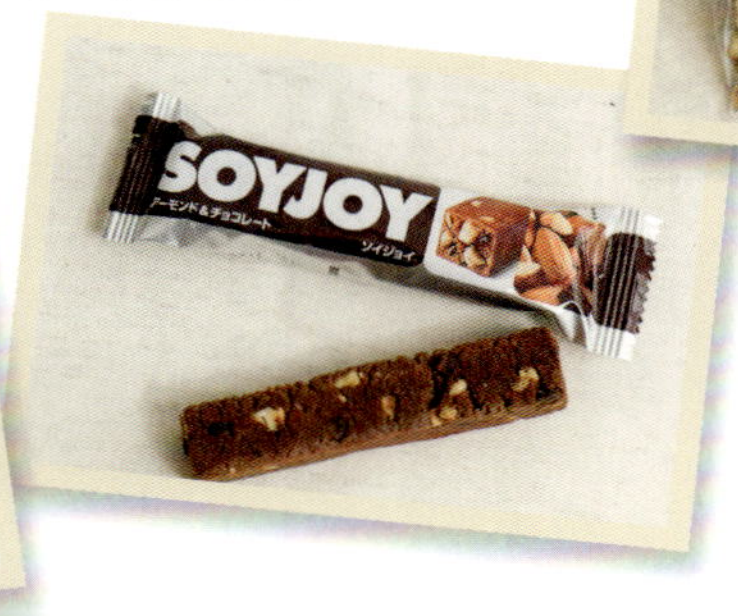


※すべて税抜価格

失敗 理由6

# 鉄やL-カルニチンなどの栄養素が不足してやせない

## ビタミン、ミネラルなど不足しがちな栄養素を再チェック！

糖質オフしているのに、思うように体重が落ちない人は、L-カルニチン、鉄、ビタミン、ミネラルを見直して！

糖質制限をすると、糖を燃やしてエネルギーにしていた体から、脂肪を分解して生まれた「ケトン体」をエネルギー源にする回路にシフトします。このエネルギー生成にはL-カルニチンが必要で、L-カルニチンをつくるためには、鉄やビタミン$B_3$・$B_6$・Cも必要。ほかにも、エネルギー代謝に関わるマグネシウムや亜鉛も大切です。これらが不足すると、脂肪燃焼がうまくいきません。

この不足しがちな鉄、マグネシウム、亜鉛を豊富に含むのがココア。本誌ダイエット法ではプログラムにココアを加え（P34参照）、栄養不足による失敗をしないよう工夫しています。

### 食材から賢く摂取！

L-カルニチンは肉類から、鉄分補給にはなんといってもレバーがおすすめ。ビタミン類は魚や野菜、マグネシウムや亜鉛は魚介類を。糖質以外の食材をまんべんなく摂取することが大切です。

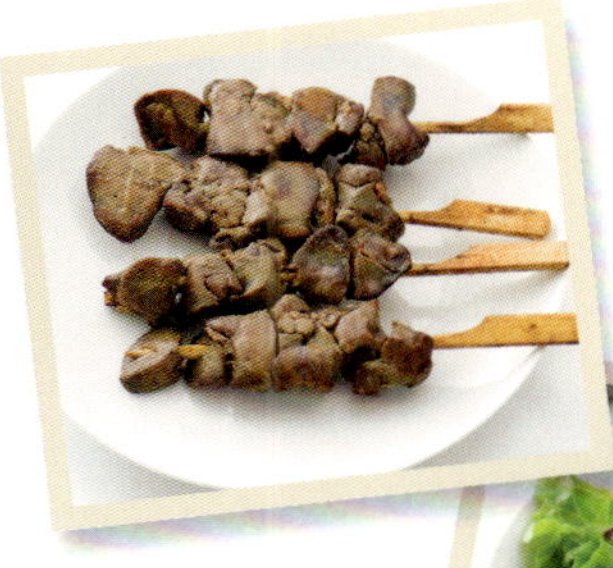

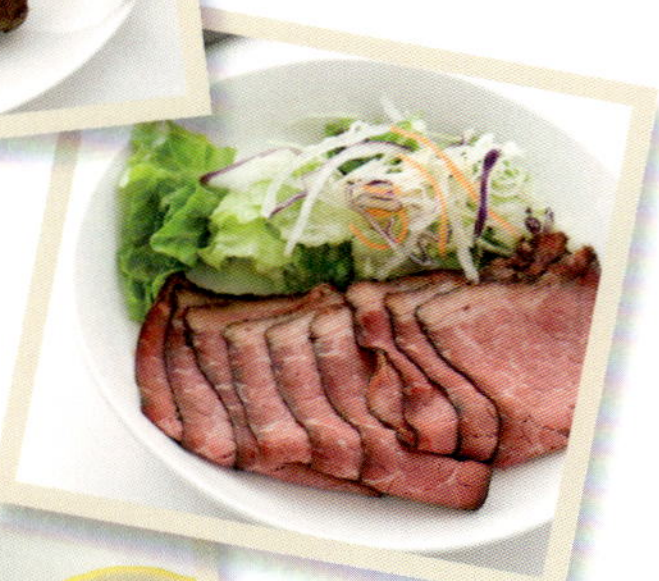

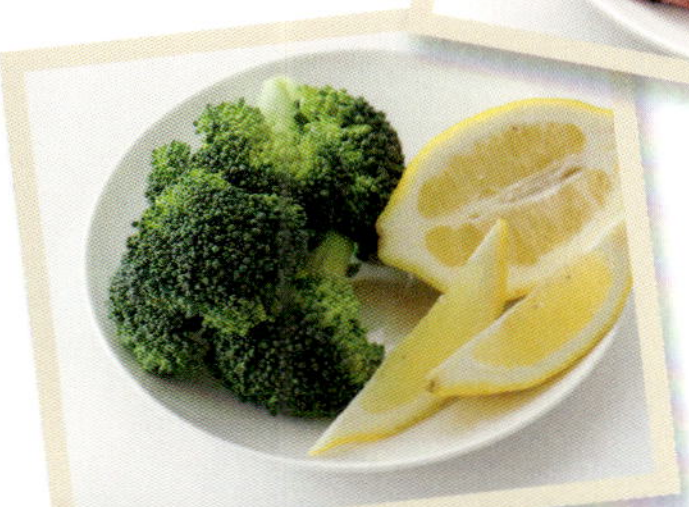

### 不足しがちで大切な栄養素

| 栄養素 | 多く含まれる食材 |
|---|---|
| L-カルニチン | 肉類 |
| 鉄分 | レバー、ナッツ類 |
| ビタミン$B_3$・$B_6$ | 魚類 |
| ビタミンC | レモン、ブロッコリー |
| マグネシウム | 海藻、魚介類 |
| 亜鉛 | 貝類、レバー |

失敗 理由7

# 停滞期にやる気をなくしてドカ食い

**停滞期は必ずくると理解して、継続あるのみ！**

糖質制限ダイエットを始めると、最初の1週間ほどは順調に体重が落ちます。しかし個人差はありますが2～3kg減ったあたりで停滞します。これは体の正常な反応で、「減る↓停滞」を繰り返しながら減量は進みます。しかしここで挫折してしまう人が多いようです。停滞期は必ずあることを理解し、上手に乗り切ることが大事。

その方法として、ダイエットのスタート時に目標値と、やせたい理由を具体的に書き残します。これを停滞期に見直して、決意を新たにします。また、マッサージやアロマで、リラックスするなど、滞った気分をリフレッシュするのもいいでしょう。

SNSで同じ糖質制限を試みるコミュニティに参加するのもおすすめ。「こんな料理作った」「こんな低糖質食品を見つけた」などの情報交換が役に立つうえ、仲間がいることが励みとなり、前向きな気持ちがよみがえってきます。続けていれば、必ずまた体重は落ちてきます。

### 停滞期を乗り越える工夫

- 体重の数値に一喜一憂しない
- やせたい理由、目標を確認する
- 心身のリフレッシュを試みる
- ダイエット仲間と情報交換する

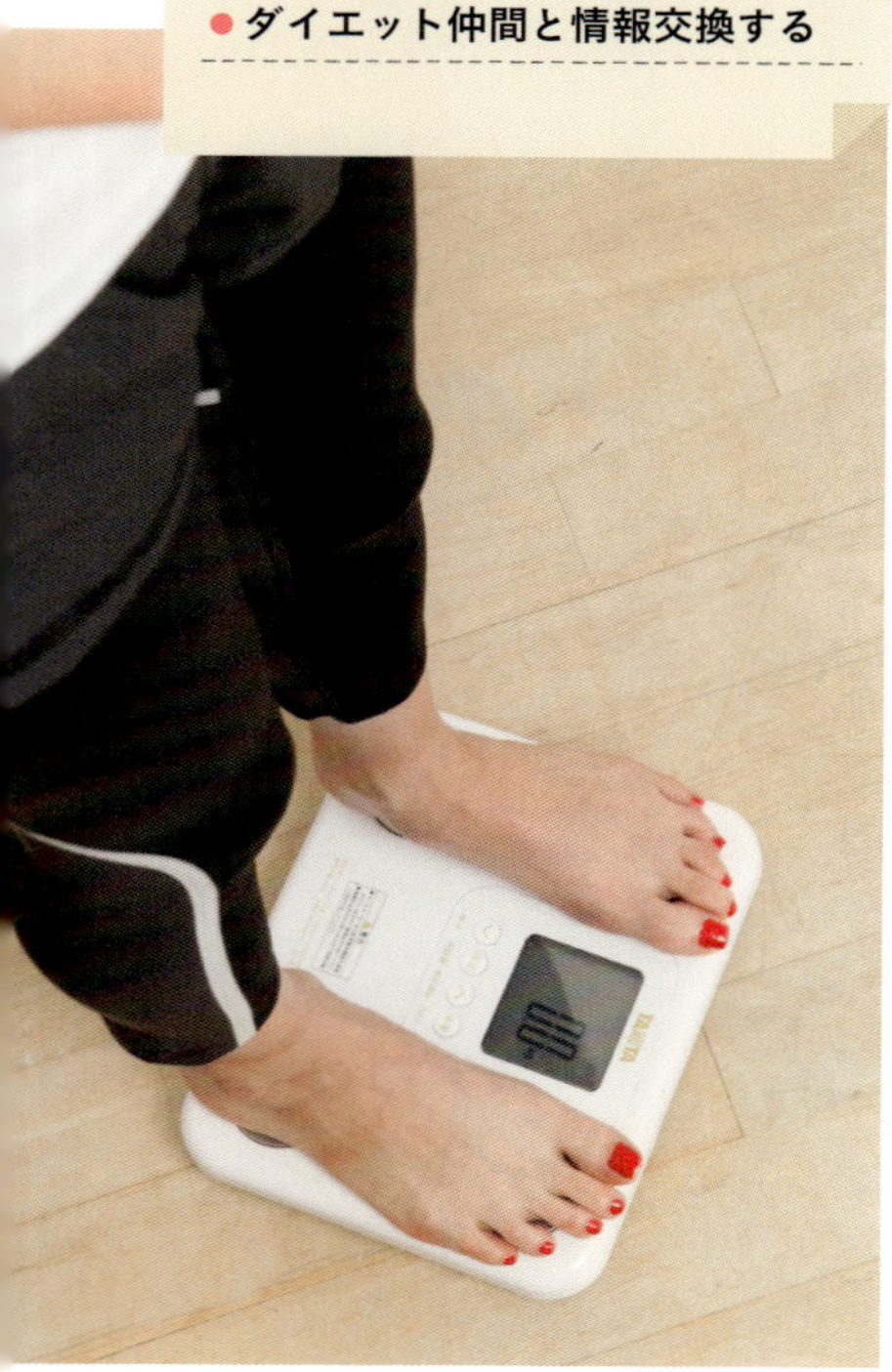

失敗
理由8

# やせて元の食事に戻したとたんにリバウンド

## 自分なりのルールを決めて糖質制限を続けること

目標の体重やプロポーションを手に入れて、「ダイエット終了」とばかりに、糖質たっぷりの元の食事に戻したら、必ずリバウンドします。

「じゃあ、この先ずっと、スイーツやごはん、パスタは食べられないの？」と心配しなくても大丈夫。目標を達成したら、次は「自分なりの一生続けられる、低糖質の食事法」を見つけて、マイペースで続けていけばいいのです。

例えば、炭水化物は1日1回、量をかげんして食べる。スイーツは週に1回スペシャルなものを食べる……など。体重やプロポーションが維持できる範囲で、好きなものと折り合いをつけていくことです。

今回のダイエットモニターの中でも、「人との会食のとき、相手に気を使わせてしまうのが心苦しかった」という声がありました。そんなときは、あまりストイックに考えすぎず、臨機応変に対応して、糖質をとりすぎたと思ったときは、3日以内に調整するといいでしょう。

自分なりのルールを決めて、低糖質の食事を、一生続けていくことが大切なのです。

**糖質制限ダイエットを成功させるコツ　まとめ！**

- 糖質中毒であることを認識する
- 今までのダイエットの常識を忘れる
- 低糖質の食事法がスタンダードと考える
- 糖質以外の栄養素を見直す！
- 体調や肌の改善に役立つ食事法と理解する
- 糖質をとりすぎたら3日以内に調整する

# 糖質制限にはこんなメリットも！何度も頑張る価値あり！

## 糖質制限はやせるだけでなく健康維持の効果大！

私たちは長年、主食として炭水化物を、趣向品として甘いものをとり続けてきました。多くの人は糖質依存に陥っていると言っても過言ではありません。元々の持病だから、体質だからと思っていた体の不調が、糖質を制限することで、糖質依存から抜け出し、快方に向かうことが多々あります。

糖質をとることで、食後に血糖値が急激に上がり、インスリンの分泌で急激に下がります。これがさまざまな体の不調につながっている可能性大！昼食後に強い眠けに襲われて、仕事に支障が出る……なんて人は糖質制限を、ぜひ試してください。

糖質制限をすることは、ダイエット以外にも健康維持に役立ちます。体調不良を抱えているのなら、何度でもトライする価値は十分あります。

### 不定愁訴の改善 1

不眠、冷え、生理不順、生理痛、肩こり、頭痛、便秘などの不定愁訴は、糖質の過剰摂取が原因なことも。血糖値の急上昇・急降下を繰り返すことで、ホルモンを出す臓器が疲れ果て、うまく機能できなくなるのです。

### 病気の予防・改善効果 2

血糖値が安定することで、糖尿病や高血圧、動脈硬化などの予防・改善効果が。また、がんの主なエサである糖を絶つことで、がん細胞が育ちにくくなり、がんの予防だけでなく、進行を抑える効果が注目されています。

## アレルギー予防・改善効果

3

花粉症、アトピー性皮膚炎などのアレルギー性疾患が改善されたという報告も多数あります。理由は糖質オフをすることで、インスリンにより発生する活性酸素が引き起こす、炎症や免疫異常が起こらなくなるからと考えられています。

## 精神の安定

4

血糖値が急上昇し、急降下したときに、イライラや焦燥感に襲われることがあります。糖質オフすると、これがなくなり精神が安定し、集中力が高まります。また、やせることで精神的な満足感が得られ、すべてにおいて前向きな気持ちになります。

## むくみ予防・改善

5

糖質をとると分泌されるインスリは、血糖値を下げるだけでなく、水の再吸収を促します。糖1gに対して水3～4gため込むといわれています。これがむくみの大きな原因。糖質オフしてインスリン分泌を抑えれば、むくみも減るというわけです。

## 美肌効果

6

糖質制限の体験者の多くが、「肌の調子がよくなった」といいます。これは新陳代謝がよくなり、肌のハリや弾力を失わせる原因のひとつである「糖化」を防ぐからだと考えられています。美肌のためにも糖質オフはやる価値はあります。

COLUMN 1

# やってはいけない人

現在では糖尿病や高血圧、動脈硬化などの治療にも
導入されていますが、こんな人は主治医に相談を！

肝臓、腎臓、すい臓に問題がある、また糖尿病と診断されて治療中の人は、自己判断で行わず、糖質制限に理解のある主治医と相談をしてください。特にやってはいけないケースは下記です。

その１●非代償性肝硬変（肝硬変の末期状態）の人。肝機能がいちじるしく低下して、各種栄養が使えない状態。このときに糖質制限を行うと、低血糖の症状を起こします。しかし肝硬変でも末期症状でなければ、行えることもあります。

その２●活動性すい炎の人。すい臓に炎症を起こしている状態で、治療は炎症を抑える点滴をします。点滴後の食事は「すい臓食」をとることになります。

その３●長鎖脂肪酸代謝異常の人。小児期から症状を発症する難病指定の病気。脂質が使えないため、糖質を抑えて脂質をとる糖質制限はＮＧです。

Chapter

# 2

# 空腹なし！以前に失敗した人必見の新ルール

# 「空腹感なしでやせられる糖質制限ダイエット」の基礎ルール

## 糖質を抜く＋MCTオイル摂取のシンプルルール

おすすめの糖質制限ダイエット法は、糖質を1食30g以下、1日90g以下に抑えるのが目安。例えば、ごはん茶碗1杯（約150g）に含まれる糖質は約55g。食パン（6枚切り）1切れには約30g、スパゲッティ1人前（80g）には約56g含まれます。砂糖たっぷりのケーキ類は、さらに大量の糖質が含まれます。

1食30gに抑えるためにまず取り組むべきは、炭水化物と糖質の多い食材や飲み物を食卓から除くこと。その分、たんぱく質、食物繊維やビタミン・ミネラルが豊富な食材をたっぷりとります。そして、欠かせないのは、良質なオイルを加えることです。

糖質を抜くと、最初のうちはフラフラしたり、おなかがすいて力が出ないと感じることも。続けていれば、こうした症状もなくなりますが、このエネルギー不足感を補ってくれるのがMCTオイルです。

この糖質制限ダイエットでは、低糖質の食事＋食間にMCTオイルを摂取することが大きなポイント。ダイエットに油を飲む!?と驚かないでください。油では太りません。むしろ体脂肪の燃焼を促し、体がエネルギー不足にならないサポートをしてくれます。

### ダイエットを成功させるための2大ポイント

#### MCTオイルを食間に飲む

MCTオイルは中鎖脂肪酸100％。体内で素早くエネルギーに変わるので、空腹を感じにくくなります。1回5〜15㎖（小さじ1〜大さじ1）をココアなどの飲み物に入れて、1日4回飲みます。

#### 糖質量は1食30g以下に抑える

糖質を1食30g以下、1日90g以下に抑えます。糖質量が100gあたり10g未満のものを「低糖質食材」と見なし、食べてOKの食材に分類しています（P42参照）。カロリーは気にしません。

## 糖質制限ダイエットのルール

炭水化物は「主食」という概念を捨て、体をつくるたんぱく質と野菜のおかずを食事のベースとします。糖質を1日 90g 以下に抑え、良質なオイルを欠かさないこと。

### ルール 1
### 1食あたり 糖質 30g以下に

炭水化物以外にも糖質が多い食材があります。最初はそれを把握して、自分が普段どれだけとっているか知ることが大事。 そして P43のNG食材を省き、OK食材を中心に献立を考えます。

### ルール 2
### たんぱく質を 十分にとる

たんぱく質は血液や筋肉などの体をつくる主要成分で、 糖質制限ダイエットを成功させるために必須の栄養素。動物性と植物性のものを組み合わせて、しっかり摂取しましょう。

### ルール 3
### 食物繊維も 大切です

食物繊維は体内の消化酵素では分解できない、食物中の繊維質。腸内環境を整え、便秘の予防や改善に役立ちます。葉野菜、きのこ類、海藻類に豊富に含まれます。

### ルール 4
### ミネラルも 欠かさずに

ミネラルは体の調子を整える働きがあります。特に糖質制限中に不足しがちな鉄、マグネシウムを意識して摂取を。鉄はレバー、マグネシウムはナッツ類、純ココアにも豊富。

### ルール 5
### オイルを しっかりとる！

すぐに体脂肪をエネルギーに変えてくれる中鎖脂肪酸と、私たちに欠かせない必須脂肪酸の中でも、炎症を抑え、脳の栄養になるオメガ3脂肪酸を積極的にとりましょう。

# 成功のカギは良質オイルにあり！

## 細胞は脂質でできているからこそオイルが必要！

私たちの体は約60～100兆個もの細胞でできています。例えば、脳の60%は脂質で、オメガ3系オイルは体内でDHA・EPAに変換され、神経細胞をやわらかく保ち、脳機能をサポートします。血管壁も脂質により柔軟性を保つことで、血液が全身を巡るのを助けています。ほかに女性ホルモンや各臓器、皮膚、髪、爪など、全身の細胞をおおう細胞膜はすべて脂質！ そのため、健康を維持するためには、オイルの摂取が不可欠なのです。

オイルはその構造によって分類され、効果や特質が違います（左図参照）。なかでも、糖質制限ダイエットで意識してとりたいのは、中鎖脂肪酸（詳しくはP34に）とオメガ3系です。

オメガ3系はオメガ6系と同じ多価不飽和脂肪酸の仲間で、ともに食事からの摂取が必要な必須脂肪酸。6系は熱に強いので調理に幅広く使われ、普段の食事で十分とれています。むしろ過剰ぎみで、炎症やアレルギーを起こす原因になっているので控えめに。

一方、オメガ3系は血液をサラサラにして、アレルギー抑制効果、脳にも必要なオイル。1日小さじ1杯以上を目安に、熱に弱いのでドレッシングなどでとるといいでしょう。

COLUMN 2

### オイルのここに注意！

オメガ3系とオメガ6系はバランスが大事。理想は1：4ですが、現代の生活では6系が過多になりがち。ごま油やコーン油などが含まれますが、特に外食が多い場合はとりすぎに注意。オメガ9系のオリーブオイルは熱に強いので調理に○。サラダ油、キャノーラ油、マーガリン、ホイップクリームは動脈硬化を進めるトランス脂肪酸を含むので避けたいところ。

## 積極的にとりたいオイル

特に意識してとりたいオイルがこの2つの脂肪酸。ともに加熱は不可なので、料理にかけたり飲み物に入れて。

| 脂肪酸の種類 | オイルの種類 | 特　徴 |
| --- | --- | --- |
| オメガ3系 | えごまオイル、亜麻仁オイル、グリーンナッツオイル、チアシードオイルなど | 主成分α-リノレン酸で、ヒトの体でつくれない大切な脂肪酸。血中の中性脂肪を抑制し、血液サラサラに。 |
| 中鎖脂肪酸 | MCTオイル | すぐにエネルギーになり、脂肪燃焼を促進する。 |

## 主なオイルの種類

オイルはその構造によって分類されています。種類と効能、特性を知って、賢く摂取しましょう。

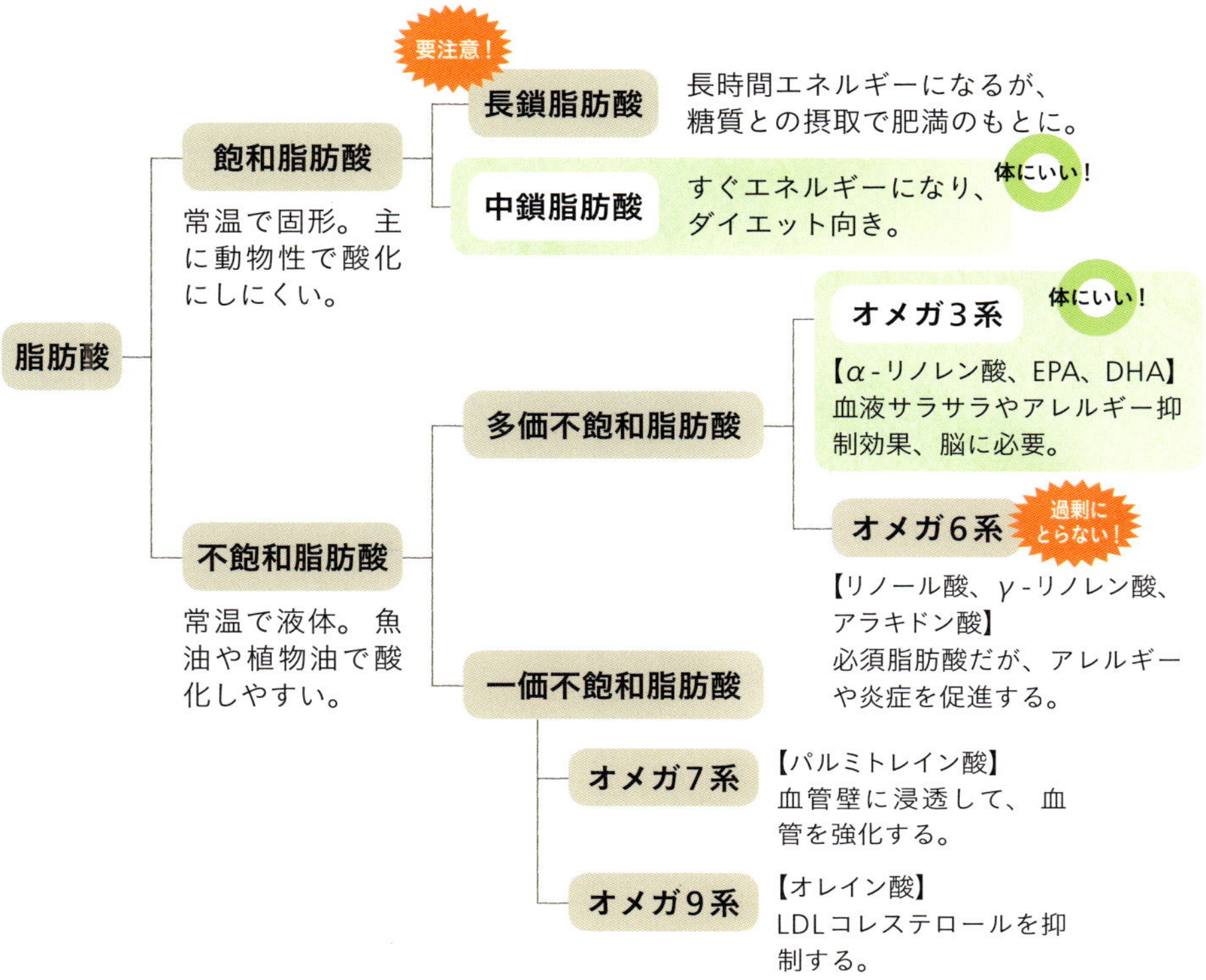

# 体脂肪をエネルギーにかえてくれる！ MCTオイルを味方につけて

## 中鎖脂肪酸とココアのミネラルの最強コンビ

前ページで積極的にとりたいオイルのお話をしました。その中でも中鎖脂肪酸は長鎖脂肪酸よりも4倍も早く分解されて、体の脂肪を素早くエネルギーに変えてくれます。やせサイクルへのシフトをサポートしてくれるので、糖質制限ダイエットの効果を促進！

その心強い助っ人が、ココナッツやパームフルーツを主原料とする中鎖脂肪酸100％のMCTオイルです。これは医療や介護の分野でも摂取がすすめられており、認知症やアルツハイマー症の予防や治療にも注目されています。

このオイルにカカオ100％のココアを組み合わせます。ココアには、不足しがちな鉄分、マグネシウム、亜鉛などが豊富。これにMCTオイル5〜15mℓ（小さじ1〜大さじ1）を加え、食間に1日4回飲みます。オイルの代謝に個人差があるので、少量から始めて、体調に応じて増やすといいでしょう。

### 不足しがちが栄養素を補給

100％カカオのココアパウダーで作ったココアドリンク（好みで牛乳を少量加えて）1杯に、MCTオイルを5〜15mℓ加えます。これを朝、昼、夕方、寝る前の4回飲みます。ココアが苦手な人はコーヒーやお茶でもOK。

MCTオイル ＋ ココア

### 100％カカオのココアはこんなにヘルシー

ココアは鉄をはじめとした、ミネラルやビタミンが豊富。さらに抗酸化物質であるポリフェノールは赤ワインの2倍、紅茶の45倍！ カカオプロテインが腸内環境を整え、便秘改善や体を温める効果もあります。

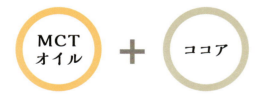

## 糖質制限＋MCTオイルの効果

MCTオイルは中鎖脂肪酸100％のオイル。ココナッツオイルは中鎖脂肪酸約60％、長鎖脂肪酸30～40％で構成されており、長鎖脂肪酸は中性脂肪を増やす働きがあるので、とりすぎには注意が必要。MCTオイルはその心配がなく、ダイエットに最適です。

### 空腹を感じない体質になる

脂肪が分解されてできるケトン体には食欲を抑える働きが。

### 脂肪を燃やし、筋肉を守る

脂肪を燃やし、たんぱく質の摂取で筋肉を維持。

### 体調の改善

冷え、便秘、むくみ、不眠、生理痛、肌荒れなどが改善します。

### 精神面の安定

イライラがなくなり、ポジティブな思考になります。

### 頭が冴える

脳内でリラックス時に出る、α波が出て、集中力がアップ！

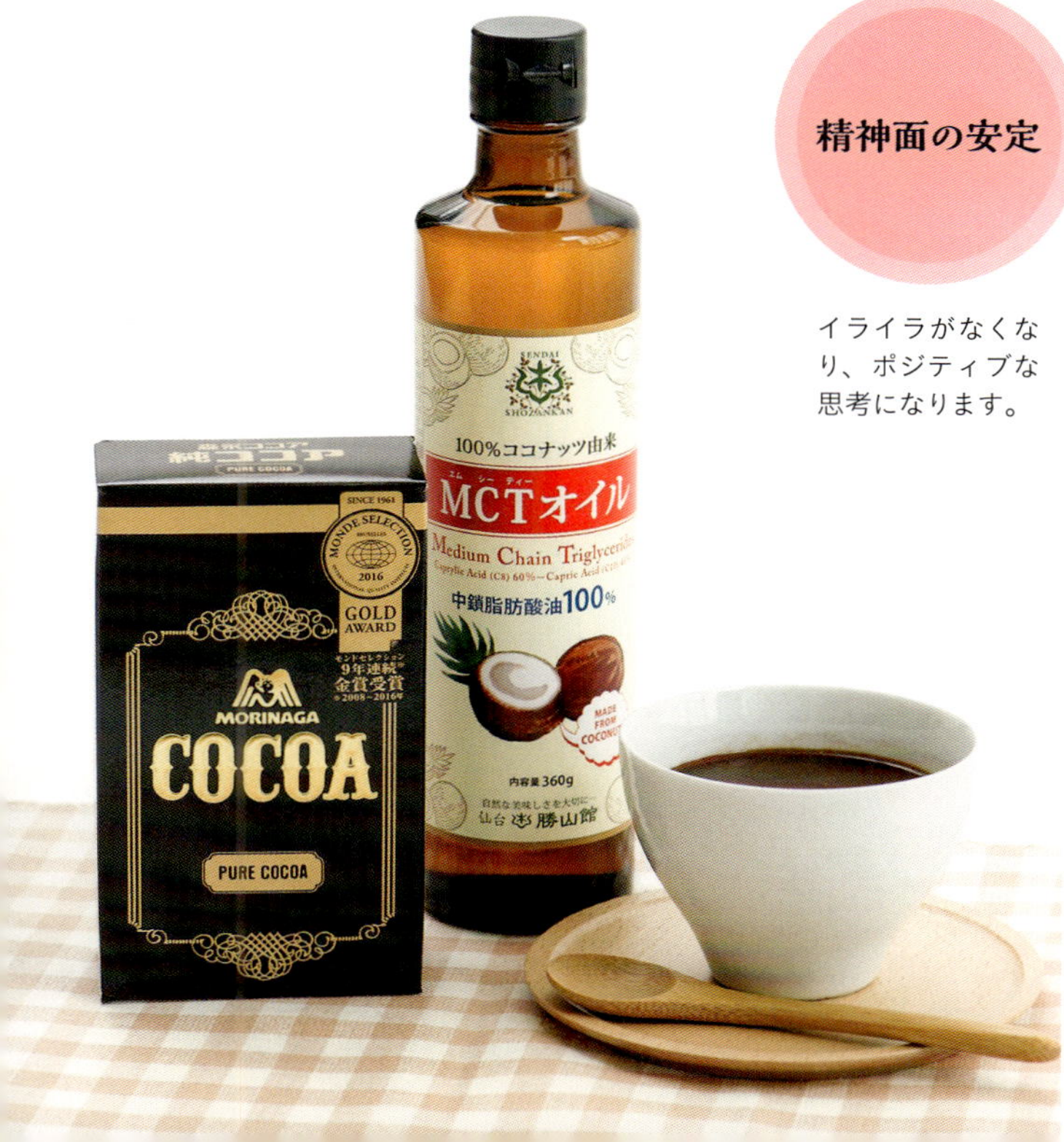


（右）ココナッツ由来で中鎖脂肪酸100％の仙台勝山館MCTオイル（360g）2204円／勝山ネクステージ。（左）カカオ100％でミネラルが豊富。菓子作りにも重宝。純ココア（110g）365円／森永製菓
※すべて税抜価格

# 「最初の1週間」「減量期」「維持期」の3ステップで考えるのが成功の秘訣

**3ステップで確実にやせて効果をキープ！**

まず、最初の1週間は徹底的に糖質オフして、MCTオイル＋ココア、たんぱく質の摂取に専念します。糖質中毒から抜け出すためには、禁煙などと同様、少しずつ減らすよりも、一気にオフしたほうが、成功率が高まります。

最初の3日ほどは、少しフラフラする感覚があるかもしれません。でも体が脂肪エネルギーの回路に切りかわれば、それも解消します。1週間くらいすると、多くの人が「肌の調子がよくなった」「むくまなくなった」「体がよく動く」「熟睡できる」など、体にうれしい変化を感じるようになります。

糖質オフの食生活に慣れたら、これからが「減量期」。目指す体重やプロポーションになるまで続けます。低糖質の食事もバリエーションをつけて飽きない工夫を。途中、停滞期がありますが、体重計の数字に一喜一憂せずに継続あるのみ！

目標の体重やプロポーションに達成したら「維持期」に入ります。ここで元の食事に戻したら、必ずリバウンドします。これからは、体型を維持できる範囲で、一生続けられる食事のルールを自分なりに決めて、楽しみながら、ゆる糖質制限の食事を続けることが大切です。

COLUMN

## 3 糖質30gの目安は？

- **ごはん（白米）　約75g**（茶碗約½）
- **スパゲッティ乾麺　40g**（約½皿）
- **うどん（ゆで）　約150g**（約⅔杯）
- **食パン　約60g**（6枚切り約1枚）
- **じゃがいも　180g**（約1個半）

ここにあげた食品は糖質が高いもの。ちょっと食べただけで、1食の糖質量をオーバーしてしまいます。

## 糖質制限のステップを理解する

最初の1週間で徹底的に糖質をオフし、MCTオイル＋ココアドリンクを朝、昼、夕方、寝る前の1日4回飲み、中毒から抜け出します。その後は目標値まで継続。やせたあとはゆる糖質生活を続けて、体型を維持します。

STEP
**1**

**糖質中毒からの脱出期（1週間）**

1食あたり糖質30g以下に減らし、MCTオイル＋ココアドリンクを1日4回飲む

STEP
**2**

**減量期（3週間）**

1食あたり糖質30g以下でMCTオイルも継続する

STEP
**3**

**維持期**

1食あたり糖質50g以下にして、自分なりのルールを決める

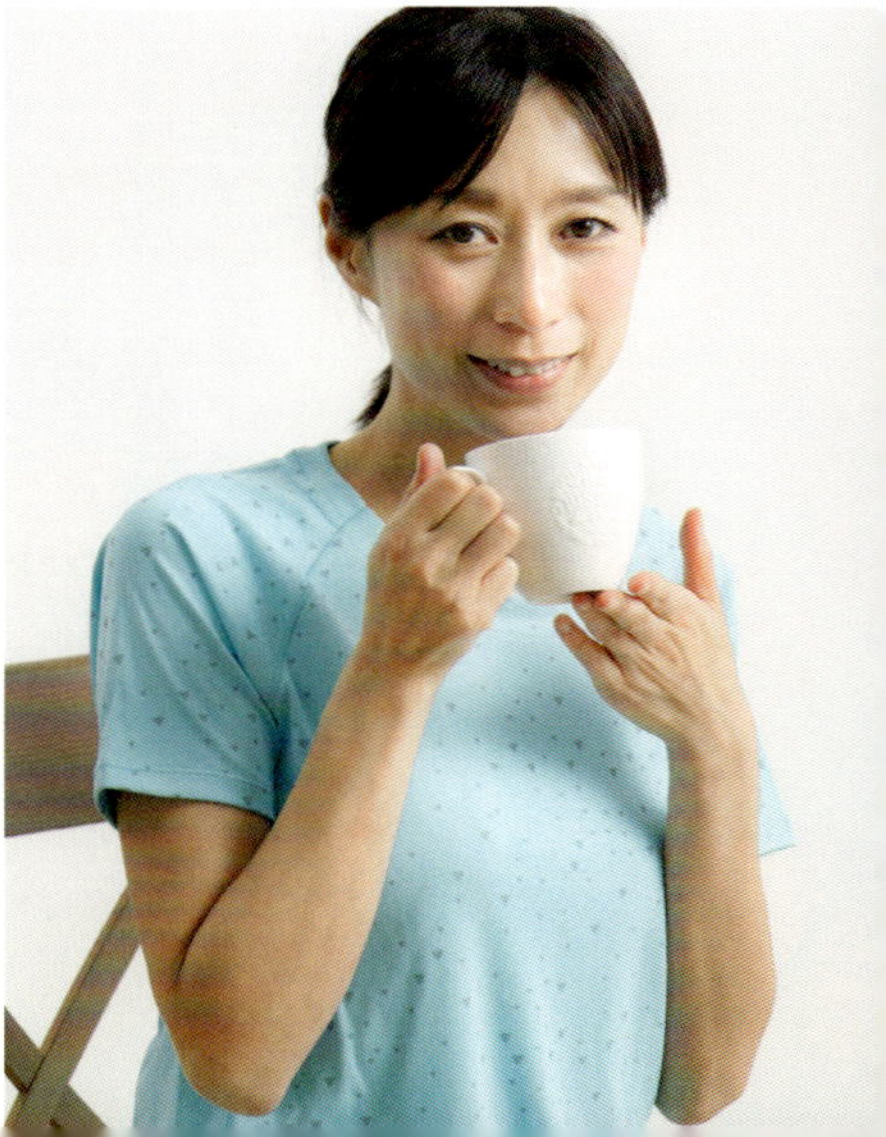

# なかなか体重が減らないときは ここをチェック！

## 食事の見直しと運動をプラスする

糖質制限ダイエットは正しく行っていれば、必ずやせます。しかしながら、人それぞれに体質が違うし、普段の食事の量や内容、運動量にも個人差があります。思うようにやせない場合は、ここをもう一度チェックしてください。

まずはたんぱく質の量を見直します。肉は「いくらでも食べてOK！」「たくさん肉を食べたのにやせた」といった情報から、なかには食べすぎている人もいるようです。動物性たんぱく質と脂肪を過剰に摂取していたら、やはりやせません（適量はP21参照）。

その次にはチーズや生クリーム、バターなどの動物性脂肪をチェック。通常はOK食材ですが、これもやせにくい人は摂取を控えてください。

それでも思うように体重が落ちない人は、運動を組み込みます。脂肪燃焼を高める「有酸素運動」、筋肉を維持して基礎代謝を高める「筋トレ」、特におなかをへこませて、ウエストのくびれをとり戻したい人は「ドローイン」も効果的です。

これらの運動はダイエットが順調に進んでいる人も、ぜひとり入れてほしいところ。糖質オフと適度な運動を毎日の習慣にすることで、スリムで健康的な体に導いてくれるはずです。

### 応用1 動物性たんぱく質を見直す

今は肉食が大ブーム。良質なたんぱく源として、最近では長寿食としても注目されています。しかし脂肪分の多い肉を食べすぎていたらやせません。脂肪分の少ない赤身肉や魚介類、植物性のたんぱく質もとり、バランスよく！

### 応用2 チーズなどの乳製品を見直す

体に脂肪分（オイル）は必須です。しかし、たんぱく質と同様に、チーズやバター、生クリームなどの動物性の脂肪のとりすぎは要注意。植物性の脂肪であるMCTオイルや、適量のココナッツオイルを上手にとり入れるのが○！

応用3

## 運動を組み込む

糖質制限でのダイエットでも、運動を組み込むことはとても大事。体を動かすことは、日常のストレス発散や、食事制限によるもどかしさなどを解消してくれます。ウォーキングなどの有酸素運動と筋トレ系を、特に停滞期にとり入れるのがおすすめです。

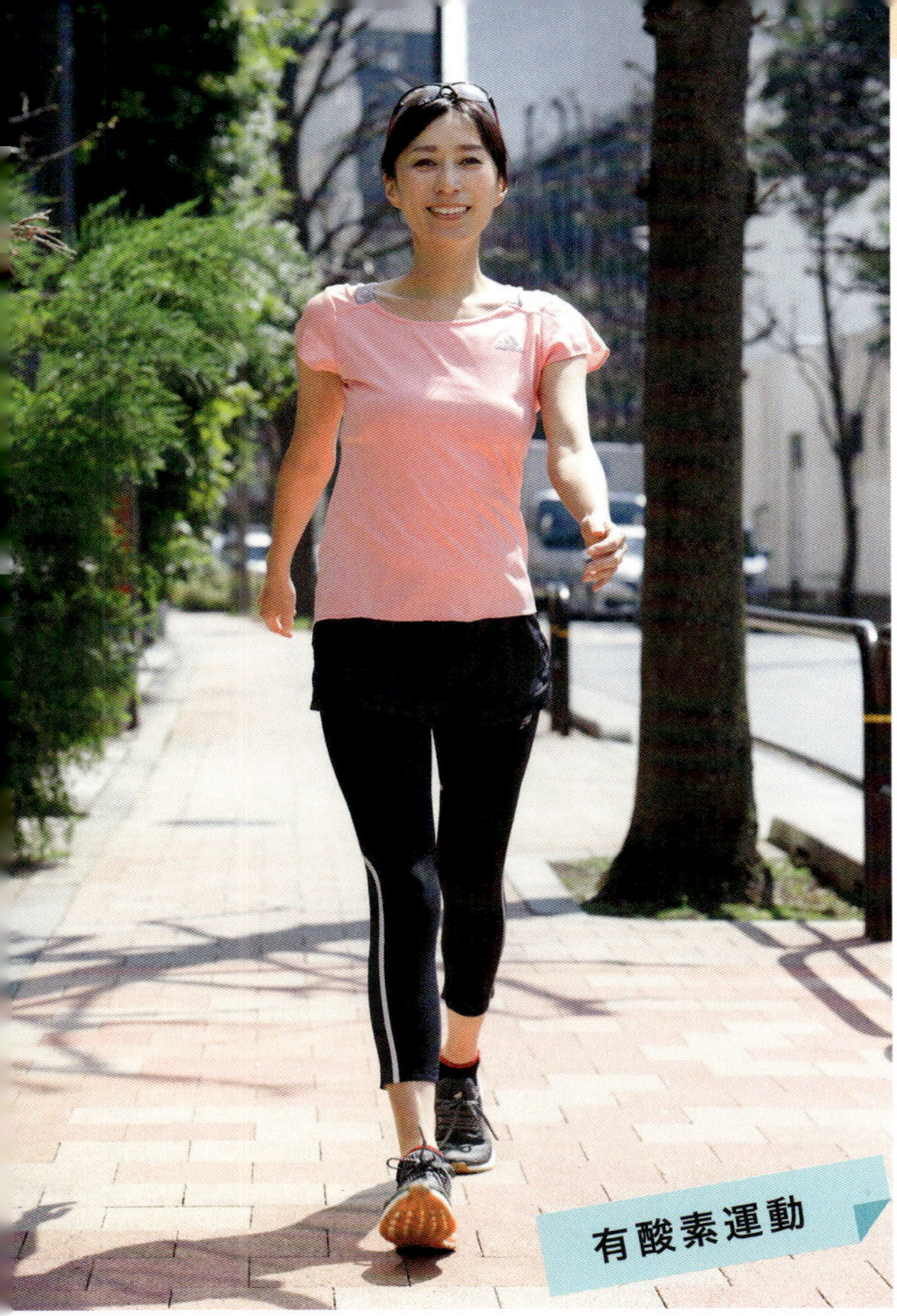

### 有酸素運動

姿勢を正して、おなかをへこませ、大股でウォーキングを。日ごろの歩行をさっそうと、少し長く歩く習慣をつけることで脂肪燃焼の効果がアップ！

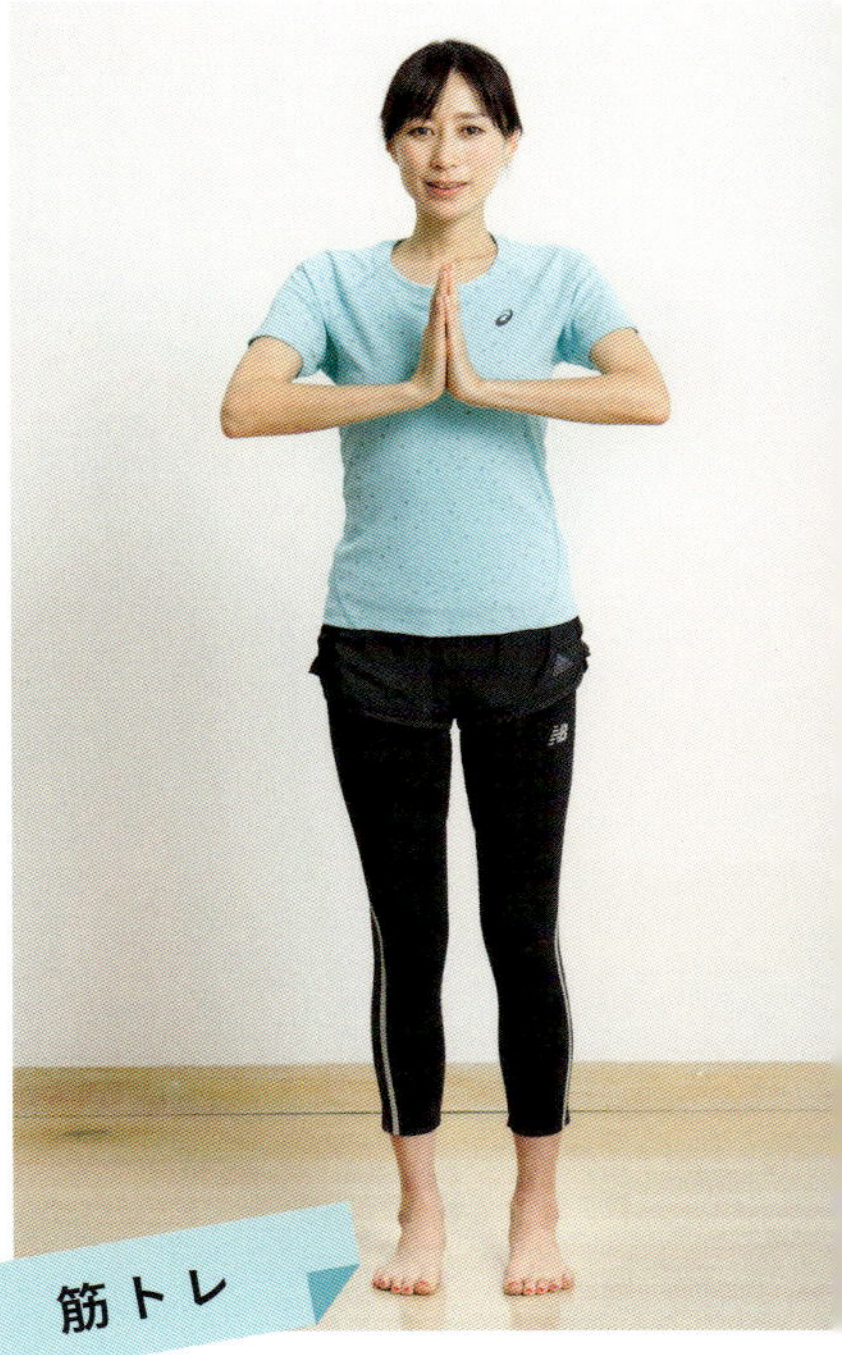

### 筋トレ

両腕を直角に曲げ、胸の前で合掌し、息を吐きながら左右の手を力いっぱい押し合います。同時に太ももを内側に引き合うように力を入れながら、ヒップをキュッとすぼめます。バスト、ウエスト、太もも、ヒップに効果的。

### ドローイン

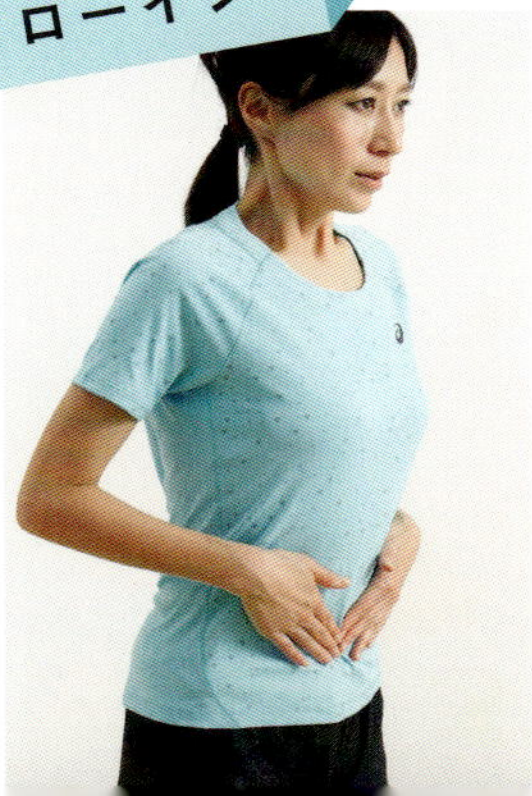

息を吐きながら腹部に力を入れ、おなかを思い切りへこませます。通常の呼吸をしながら、この状態を維持。電車で1駅分行うなど、自分で区切りをつけて、1日何度でも。

# とんカツもOK！糖質制限中でもこんな料理を食べて○

## 糖質以外はおなかいっぱい食べられる！

以前に糖質制限に挑戦したが、続けられずに挫折した……という人は、「え～これもダメ？」と食べられないものを数えていませんでしたか？

確かに、大好きなごはんやパンを絶つのはストレスです。でも、今までのダイエットの常識では考えられない、ステーキやとんカツ、から揚げなども糖質量をクリアしていればOK！

何度も言いますが、「高カロリー＝太る」のではなく、「糖質＝太る」というのが正解。ヘルシーかどうかの判断基準をカロリーから糖質量に、考えを完全に切りかえてください。

糖質の多いもの以外は、たんぱく質や重要な栄養素をもれなくとり、おなかいっぱいに食べて、空腹を感じずにやせられるのが、このダイエットの大きな特徴です。

そこで発想を変えて、「これも食べていいの？」「こんなにたくさん食べられるの？」と、食べられるものを数えて、前向きに臨むことが、糖質制限ダイエットを成功させる秘訣です。

糖質を抜いていると、やがて糖質が欲しくなくなります。こうなったらしめたもの。やせるだけではなく、健康のための食事法として、ずっと続けるのが理想です。

### POINT 1 カロリーという概念を捨てること

今までのカロリー制限のダイエットだと、肉や油物NGで野菜中心……というのが一般的。これでは体を構成する成分が足りなくなります。糖質は体をつくる材料にならず、余れば体脂肪になるだけです。減らすべきはカロリーではなく糖質（炭水化物）。これを頭に叩き込んで！

POINT 2

## こんなものも食べられると思うこと

糖質制限では食べていいもの、悪いものの内容が、今までの概念と違います。ヘルシーだと思っていたものがNGだったり、「これがOK？」と思うことも。食べていいものだけに注目してとり組むこと。

OK

### とんカツ

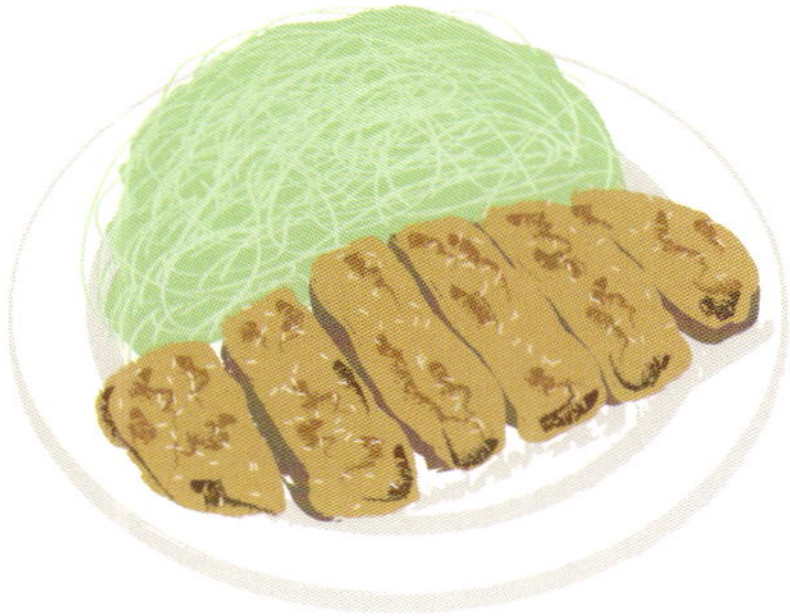

衣に小麦粉やパン粉を使うので、糖質は高め。でも100g中の糖質量は約15.6gなので、ごはんを食べなければセーフ！

OK

### ステーキ

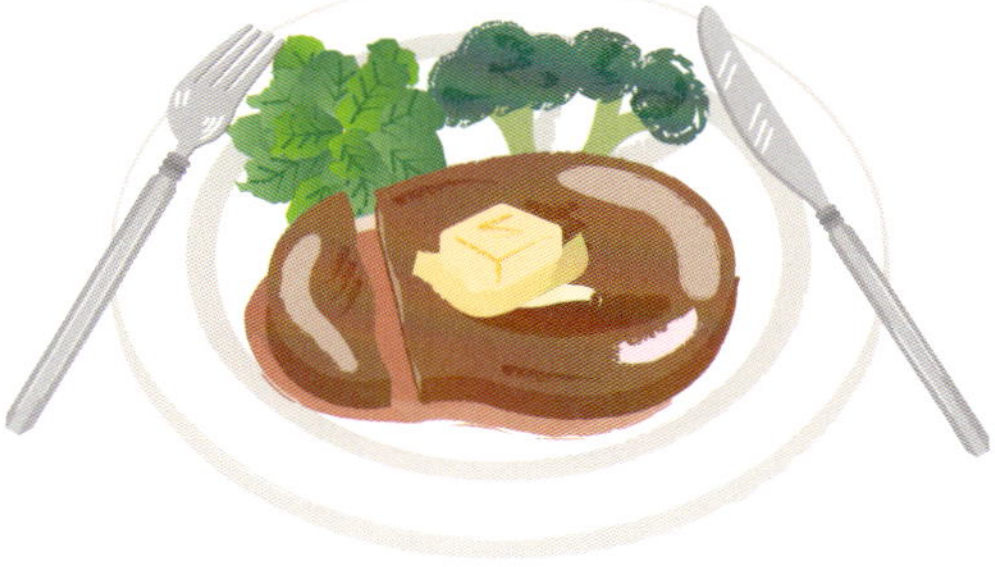

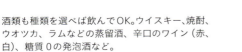

糖質制限ダイエットでは肉が推奨食材。おすすめは脂身の少ない赤身肉。牛ヒレ赤身肉はたんぱく質豊富で、100gで糖質量は0.3g。

OK

### 酒類

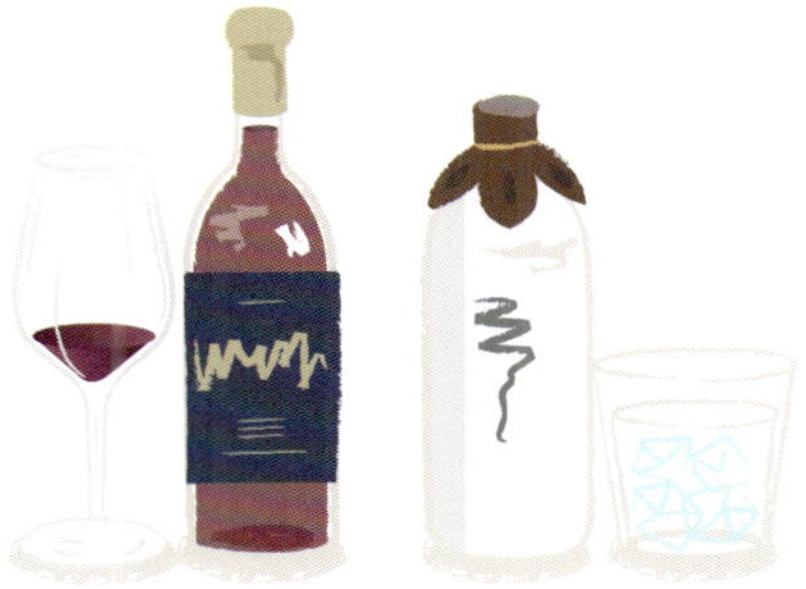

酒類も種類を選べば飲んでOK。ウイスキー、焼酎、ウオツカ、ラムなどの蒸留酒、辛口のワイン（赤、白）、糖質0の発泡酒など。

OK

### 鶏のから揚げ

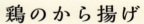

鶏肉自体は糖質0gですが、鶏のから揚げは衣に糖質があり、3個で糖質量約14g。ごはんを食べなければOK。お酒のおともに！

# OK食材、NG食材をしっかり頭に入れて！

## OK食材

- 肉全般（牛肉、豚肉、鶏肉、ラム肉など）
- 肉加工品（ハム、ベーコン、ウィンナソーセージなど）
- 魚介全般（各魚、魚卵など）
- 豆類（大豆、豆腐、厚揚げ、油揚げ、納豆、ゆば、成分無調整豆乳、枝豆）
- 卵
- 乳製品（チーズ、生クリーム、無糖ヨーグルト、コップ１杯の牛乳）
- 油類全般（トランス脂肪酸以外）
- 葉野菜全般（ほうれん草、小松菜、レタス）きゅうり、ピーマンなど
- 海藻類（わかめ、ひじき、のり、ところてん、寒天、もずく、めかぶ）
- きのこ類全般
- 種実類（くるみ、ごま、ピーナツ、アーモンドなど）
- いも類（菊いも、こんにゃく、しらたき）
- 穀類（ブランや大豆粉を使った低糖質パン）
- 果物（少量のいちご、ブルーベリー、ラズベリー、アボカド、パパイヤ）
- アルコール（焼酎、ウイスキー、辛口のワイン、ラム、ブランデー、ハイボール、糖質０の発泡酒・日本酒）
- 飲料（無糖コーヒー、紅茶、緑茶、麦茶、０カロリーのスポーツドリンク）
- 調味料（天然塩、しょうゆ、マヨネーズ、酢、みそ、こしょう、コンソメ）

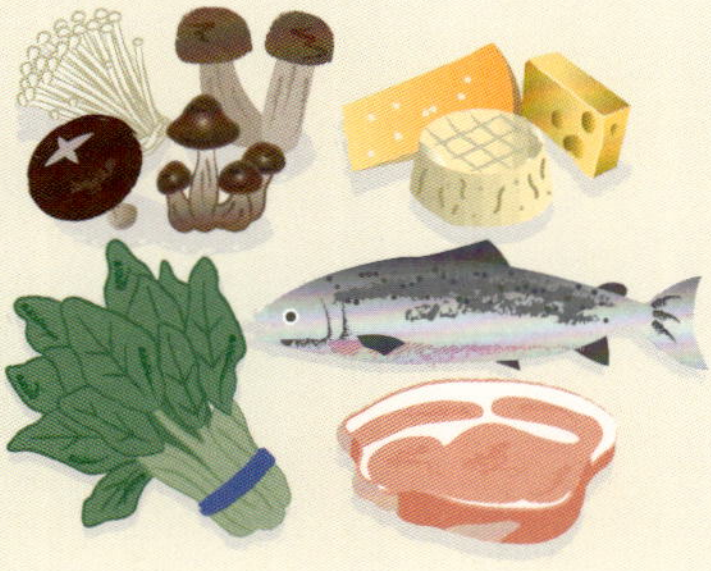

## NG食材

NG

- 炭水化物（白米、玄米、パン、うどん、そば、パスタ、ラーメン、そうめん、フレーク、ビーフン、はるさめ、ぎょうざの皮）
- いも類（じゃがいも、さつまいも、里いも、とろろいも、くず）
- 根菜類（かぼちゃ、れんこん、にんじん、ゆり根、切り干し大根）
- 野菜類（とうもろこし、トマト、玉ねぎ）
- 種実類（栗、カシューナッツ、ぎんなん）
- 果物類（ドライフルーツ、バナナ、みかん、桃、ぶどう、パイナップル、すいか、キウイフルーツ、柿、りんご）
- 海藻類（こんぶ、とろろこんぶ）
- 魚介類（ねり物）
- スナック類、甘い菓子全般
- アルコール（ビール、日本酒、甘いワイン、梅酒、紹興酒、甘いカクテル）
- 飲料（野菜ジュース、果汁、炭酸飲料）
- 調味料（砂糖、みりん、白みそ、ソース、トマトケチャップ、カレールウ、バルサミコ酢）

※絶対に食べてはいけないわけでなく、量に注意する食材です。

COLUMN 4

## 野菜や果物に関する注意点

野菜や果物はヘルシー食材のイメージですが、なかには糖質が多いものがあるので注意が必要です。野菜では根菜類、にんじんやトマトが糖質多めなので、食べる場合は量に注意。果物は全般的に糖質が多めですが、ベリー類ならOK。アボカドは低糖質で栄養豊富なので、積極的に活用しましょう。

# 隠れ糖質に要注意！ごはんは角砂糖9個分にも

## 糖質はさほど甘くないものにも含まれる

糖質には砂糖をはじめ、ごはんやパン、麺類、いも類に多いでんぷん、果物に多い果糖やブドウ糖、乳製品に含まれる乳頭などがあります。なかには、さほど甘さを感じないものもありますが、その食材100g中の糖質量を角砂糖に換算すると、驚きの結果が！

ごはんは9個分、フランスパンはなんと13・5個分、キャベツでも1個分あります。意外なのはショートケーキよりも、せんべいのほうが多いこと。隠れ糖質に注意して、選ぶことの大切さを実感します。

糖質が多い……といわれてもなかなかピンとこないもの。そこで主な食材の糖質量を角砂糖に換算してみました！

### 食品の糖質量は角砂糖何個分？

いつもの食品100g中の糖質量を、角砂糖に換算してみました。角砂糖をこれだけ食べていると思うと怖くなります。

**食品100g中に含まれている糖質量を角砂糖で換算してみると……？**

| | |
|---|---|
| ごはん | 9個 |
| 食パン | 11個 |
| うどん | 5個 |
| フランスパン | 13.5個 |
| スパゲッティ | 6.5個 |
| 中華麺 | 7個 |
| ポテトチップス | 12.5個 |
| いちご | 2個 |
| オレンジ | 2個 |
| バナナ | 5個 |
| キャベツ | 1個 |
| 納豆 | 1個 |
| 木綿豆腐 | 1/3個 |
| ショートケーキ | 11.5個 |
| ドーナツ | 15個 |
| せんべい | 21.5個 |

# 食品の糖質量をチェックする習慣をつける！

加工食品を購入するときは原材料や成分をチェックするクセをつけるのが○。その見方を知っておきましょう。

## 糖質量は炭水化物から食物繊維を引いたもの

加工食品には原材料と栄養成分の表示義務があります。原材料は重量が多い順に並んでいます。例えば、幕の内弁当の場合、「ごはん、鶏のから揚げ、煮物……」とあったら、ごはんがいちばん多いわけです。糖質の多い食材や砂糖などが記載されていたら要注意。

また、人工甘味料のアスパルテーム、保存料の安息香酸Na、ソルビン酸K、発色剤の亜硫酸Na、着色料のタール色素など、危険な添加物もチェックして、できるだけ避けたいもの。

また栄養成分表は100gあたりや、1個あたりの各栄養素の分量が記載されています。糖質量は炭水化物（g）から食物繊維（g）を引いて算出します。最近では糖質と表記があるものもあり、必ず確認して、糖質の多いものは避けるようにしてください。

### 原材料表示ここをチェック！

表示は重量の多い順に並んでいます。特に頭に炭水化物やいも類など、糖質が多い食材があったら避けます。あと砂糖、ソースなど糖質の多い調味料がないかもチェック！　添加物も含め、必ず確認して購入するクセをつけるようにしましょう。

下の表示例では、0.7－0.2＝0.5で、糖質量は0.5gになります。

### 糖質量の割り出し方

糖質は炭水化物（g）－食物繊維（g）で算出します。しかし栄養成分表示はエネルギー、たんぱく質、脂質、炭水化物、ナトリウムの5つは必ず記載がありますが、食物繊維の記載がないことが。この場合はほぼ炭水化物の量が糖質と考えていいでしょう。

**栄養成分表示（1個あたり）**

| | |
|---|---|
| エネルギー | 60kcal |
| たんぱく質 | 3.6g |
| 脂質 | 4.8g |
| 炭水化物 | 0.7g |
| 食物繊維 | 0.2g |
| ナトリウム | 0.5g |

# 思い込みに落とし穴あり！どっちが低糖質？

今までのカロリー神話に惑わされ、
「こちらのほうがやせそう……」
で選ぶと、思わぬ落とし穴が。
あなたならどっちを使う？

QUIZ 1

## 普通のマヨネーズ vs. カロリーハーフ

**A** 従来のダイエットでは敬遠されるマヨネーズ。実は卵と油を主原料としているので、糖質制限ダイエットに適した調味料。低脂肪でカロリーを抑えたものもありますが、低脂肪のものは、コクを補うために糖質を加えることが多いようです。使うなら普通のマヨネーズが○。

QUIZ 2

## 生クリーム vs. 牛乳

**A** 生クリームは牛乳を分離して乳脂肪のみを原料としたもの。脂肪分は圧倒的に生クリームのほうが多いのですが、糖質量で比較すると、生クリーム100g中2.7g、牛乳100g中4.7g。実は脂肪分が多く、低糖質の生クリームのほうが太りません。低糖質の間食用のおやつに上手に利用したいもの。

QUIZ 2

## ざるそば vs. ポークステーキ

**A** 一見、ヘルシーそうに思える日本そば。確かにミネラルなどが豊富ですが、糖質も豊富なのです。ざるそばは一般的な1枚が糖質約54g。一方、ポークステーキは100gの糖質はわずか0.3g。体をつくるたんぱく質を優先的にとるなら、ポークステーキが勝ち！

QUIZ4

## フレンチドレッシング vs. ノンオイルドレッシング

A

ダイエットの味方といえばノンオイルドレッシングでしょ？ その答えはブー！ ドレッシングの中でいちばん糖質が少ないのは、糖質 0.88gのフレンチドレッシング。ノンオイル系のドレッシングはうまみを増すために、糖質を添加していることが多いのです。もっと糖質オフするなら、オリーブオイルとりんご酢やワインビネガー、塩で手作りするのがグッド！

**ドレッシング類の糖質比較**

| 種類 （15g） | 糖質量 |
|---|---|
| オリーブオイル | 0g |
| りんご酢 | 0.075g |
| ワインビネガー | 0.18g |
| フレンチドレッシング | 0.88g |
| 米酢 | 1.11g |
| サウザンアイランドドレッシング | 1.33g |
| ごまとレッシング | 2.55g |
| ポン酢しょうゆ | 1.2g |
| ノンオイル和風ドレッシング | 2.4g |

※掲載の糖質量は参考糖質量です。市販のものは製品によって糖質量が異なります。

QUIZ 5

## カマンベールチーズ vs. カテージチーズ

A

脂肪分が少なくて、太らないチーズの代表格といったらカテージチーズ？ それはひと昔前のカロリー量で見たときのお話。100gあたりの糖質量で比べると、カマンベールチーズ0g、カテージチーズ0.5gなので、カマンベールが勝ち。ほか、プロセスチーズ0.1g、クリームチーズ2.5g。チーズも選んで食べる習慣を！

# 東洋医学からみる体質別アプローチ

## チェックが入った体質の項目の食材を加える！

太っている原因も東洋医学的にはさまざま。水の代謝が悪いのか、胃に熱がこもりやすいのか、気の流れや血の巡りが悪いことが関係しているのかも。

大きく分けて、「水滞」「気滞」「瘀血」「胃熱」の4つのタイプがあり、養生法も違います。

まずは下のリストで心身にあらわれる不調をチェック！　自分のタイプを知り、左ページのおすすめの食材をとり入れ、気をつけるべき生活習慣を参考に。体質を改善していくことで、ダイエット効果もグンとアップ！

あなたが太っている原因はどのタイプ？東洋医学が考えるタイプ別に、やせやすくなる食材をプラスして。

### あなたが太っている原因はどのタイプ？

自分に当てはまる症状をチェック。複数のタイプにまたがる人がほとんどで、もっとも多いところがあなたの体質とみます。同数になる場合は混合型です。

Check!

**A　水が停滞している（水滞）**

- □ むくむ
- □ 体が重だるい
- □ 吐きけやめまいがある

**B　ストレス（気滞）**

- □ イライラする
- □ 食欲にムラがある
- □ おなかが張ったような感じがする

**C　血の滞りがある（瘀血）**

- □ 肩がこる
- □ 目の下にクマができやすい
- □ 顔がくすむ

**D　胃に熱がある（胃熱）**

- □ 食べても食べてもおなかがすく
- □ 便秘しやすい
- □ のどが渇く

## あなたのダイエットおすすめ食材

どのような症状で太っているのか？ それを解消していくための食材、養生法をまとめました。チェックが多かった項目を実践してみて！

### A 水が停滞している（水滞）

**利水《りすい》**

**あずき・黒豆・白菜・花椒・陳皮・緑豆・ハトムギ**

水の代謝が悪いタイプ。色白の肥満体型が多く、特に下半身が冷えてむくみます。水分をとりすぎないように心がけ、体を温めて代謝をよくすることが大切。

### B ストレス（気滞）

**行気《こうき》**

**陳皮・ジャスミン・シナモン・サフラン・しそ・バジル・茶・ペパーミント・柑橘類**

ストレスなどで気の流れが悪くなっています。細身で筋肉質なタイプが多く、神経質な感じ。気の流れをよくする薬味やスパイスをとり、体を動かして気分転換を。

### C 血の滞りがある（瘀血）

**活血化瘀《かっけつかお》**

**黒キクラゲ・にら・シナモン・ベニバナ・せり・セロリ**

ストレスや冷え、甘いもののせいで血液の流れが停滞しています。生もの、冷たいもの、甘いものを避け、体を温め、血行をよくする全身運動を。夏場の冷房にも注意して。

### D 胃に熱がある（胃熱）

**清熱《せいねつ》**

**大根・もやし・緑豆・キャベツ・せり・白菜・ほうれん草・豆腐**

過食、飲酒、辛いものの食べすぎ、ストレスなどが肥満の原因。味の濃いもの、脂っぽいものを避け、飲酒を控え、体の熱をとる食材を食べるように心がけて。

COLUMN

5

# 食べても食べても おなかがすくのはなぜ？

いわば、糖質中毒による禁断症状のことも。
そんな人にこそ、糖質制限が必要です。

　糖質をとると血糖値が上がります。それがシグナルとなり満腹を感じます。脳の側坐核というところにある「快楽中枢」に作用してドーパミンが出て、満腹＝「多幸感」を感じるのです。しかし、そのあとにはインスリンが分泌されて血中濃度が低下。すると極端な空腹を感じ、イライラ、倦怠感、眠けなどが起きます。そしてまた、あの多幸感を求めて糖質が欲しくなるのです。その悪循環のパターンはタバコや薬物中毒とまったく同じ。まさに「糖質中毒」の症状！

　本誌のような糖質制限＋MCTオイルの摂取を行っていくと、血糖値の急上昇＆急降下がなくなり安定するので、極端な空腹感がなくなります。すると中毒による禁断症状（＝空腹感）がなくなるので、食べすぎなくなるのです。この好循環をつくれば、健康的で理想的なダイエットができるのです。糖質を減らしてもおなかがすく人は、東洋医学でいう「胃熱」（49ページ）が原因の場合もあります。

Chapter

# 3

# 何をどれだけ食べる？楽しく実践するための献立アイディア

# 献立はたんぱく質＋野菜のおかずが大基本

## おかずでおなかいっぱいにするイメージで

糖質制限をいざ始めてみると、何をどのくらい食べればいいのか、献立の組み立てに悩む人も多いようです。

考えのベースは左ページのピラミッド。今までの、ごはんやパンなどの炭水化物が主食となり、三角の底辺にくる考えを完全に忘れ、体をつくるたんぱく質と脂質、その働きをサポートするビタミン・ミネラルで構成します。

食べる量は体格や運動量などで変わりますが、毎日の食事できっちり計算するのは無理。そんなとき、簡単な目安になるのが「手のひらばかり」です。

1回の食事で、肉や魚を片手の大きさ&厚さ分、生野菜を片手のひらいっぱい、きのこや海藻類を含む温野菜（火を通した量）を片手1／3程度。食べる人の手の大きさではかるのがポイント。夫が食べる量なら、夫の手のひらを基準に。そうすれば、だいたい体格に合った量になります。

もちろん毎食、このバランスを厳守するのは難しいもの。食べすぎた場合やバランスがくずれたときは、1日単位、少なくても3日以内で調整を。

POINT

**1**
体をつくるたんぱく質と
脂質をベースにする

**2**
野菜、海藻、きのこ類の
ビタミン・ミネラルで
体のバランスを整える

**3**
食物繊維（葉野菜、
海藻、豆類、きのこ類）で
腸内環境を整える

**4**
中鎖脂肪酸でエネルギー
補給&オメガ3系
脂肪酸で体調を整える

## 手のひらばかりを目安に！

たんぱく質（肉、魚）を手のひらの大きさと厚さ分、ビタミン・ミネラル類は生野菜で片手のひらいっぱい、きのこ類や海藻類を含んだ、火を通した温野菜を手のひらに1/3程度、これを１回の食事の目安にします。食べる人の手の大きさではかるのがポイント。

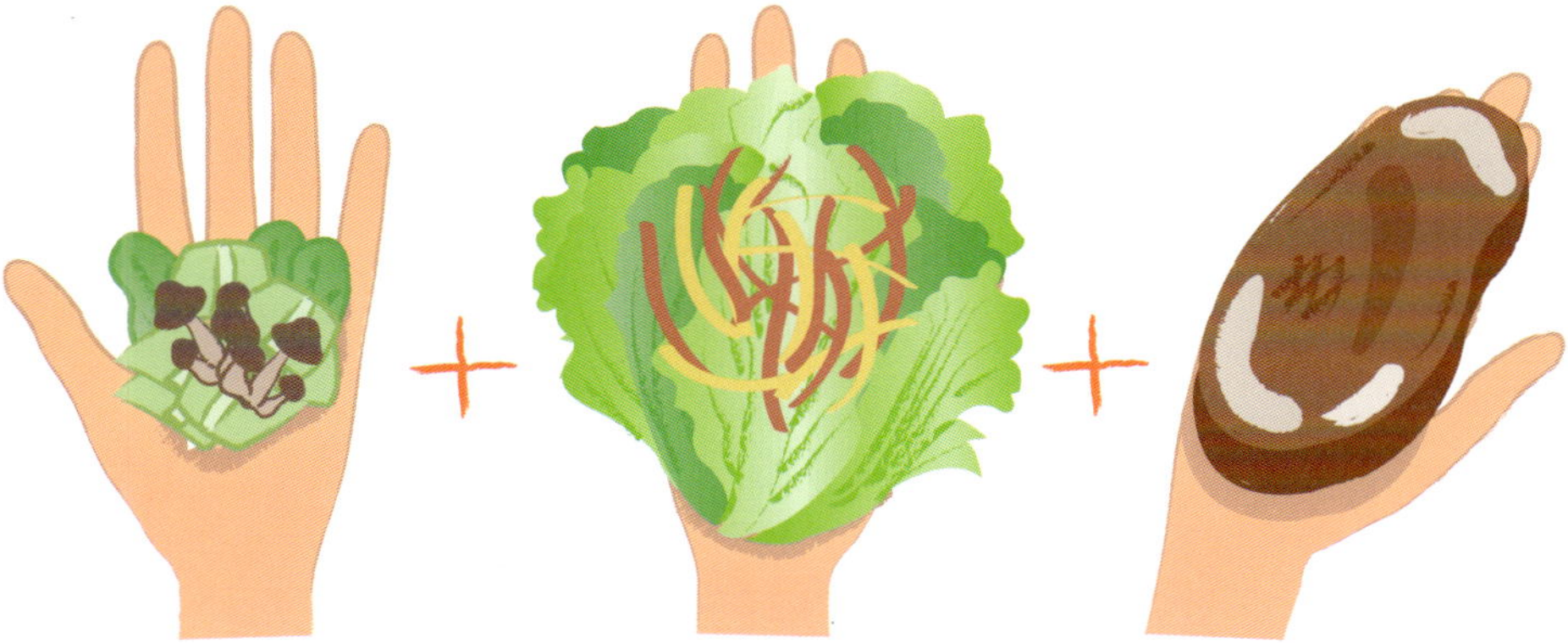

## ダイエットに必要な要素

健康的にやせるために必須な栄養は、ベースにくるのがたんぱく質と脂質。続いて鉄、そしてほかのビタミン、ミネラルです。これでやせない場合には対症療法として、その人に足りないもの、例えば運動などを組み込んでいきます。

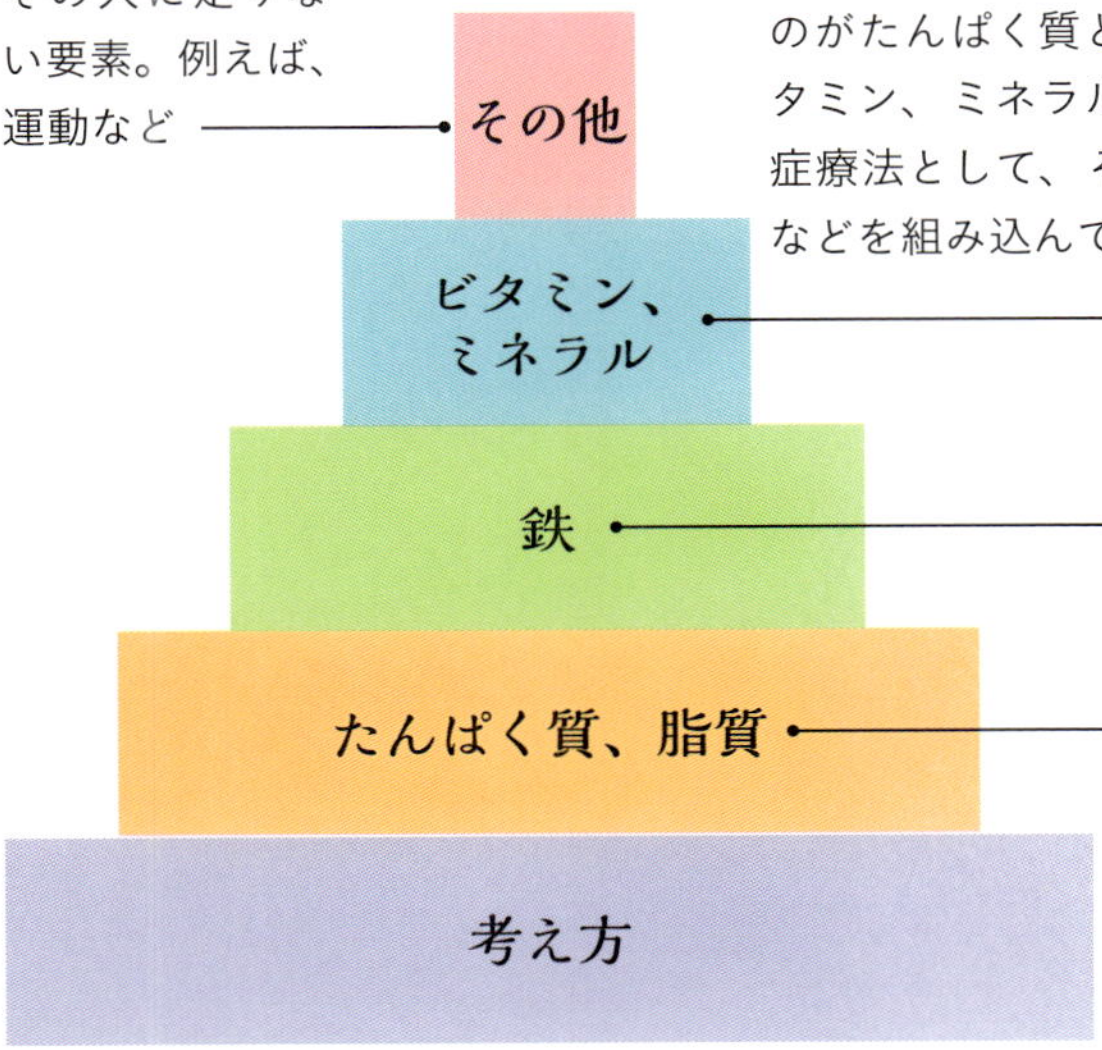

# 朝、昼、晩の1日の献立の立て方

## たんぱく質の確保を最優先にしてそこに野菜類を添える

料理はごはんを食べるための、おかずという発想から脱し、フレンチなどのコース料理をイメージします。野菜やスープなどを前菜に、肉や魚をメイン料理に。これにパンやデザートを抜く感覚です。炭水化物がない分、そのほかの量を少しずつ増やし、おなかいっぱいに！

例えば、朝食は今まで目玉焼きにサラダ、パンを食べていた人は、卵を2個にしてパンを抜く。トーストだけだった人は手作りの野菜ジュースにするなど。

そして、いちばん困るのがランチ。時間のないサラリーマンの味方、丼物、うどん、そば、パスタはＮＧ！　定食屋を見つけて、ごはんを抜くのがベスト。弁当持参なら、ごはんの部分を豆腐にするなどの工夫をしましょう。

夕食はいつもの献立のごはんを抜き、その分、ほかのおかずを多めに。メインの肉や魚のバリエーションを増やして、毎食それを楽しむのもいいでしょう。

ごはんがない分、料理の味つけが薄くても満足。ドレッシングやソースは別添えにしてもらえば、さらに糖質オフ！

**POINT**

ごはん、パンは抜く。
外食の場合も注文しない。

丼物、うどん、そば、
パスタ、ラーメンはNG！

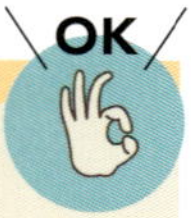


フレンチ、イタリアン
は意外にOK！

ドレッシング、ソースは
別添えにしてもらう。

## ごはんやパンをやめて卵を２個に

朝食に卵料理を食べている人は、卵を２個にして、パンやごはんをオフ。サラダや野菜スープをプラスすれば十分満足なはずです。トーストだけの人は、それをやめて野菜ジュースやスープにしてみては？ 低糖質の手作りパンもおすすめです（P62～63参照）。

朝

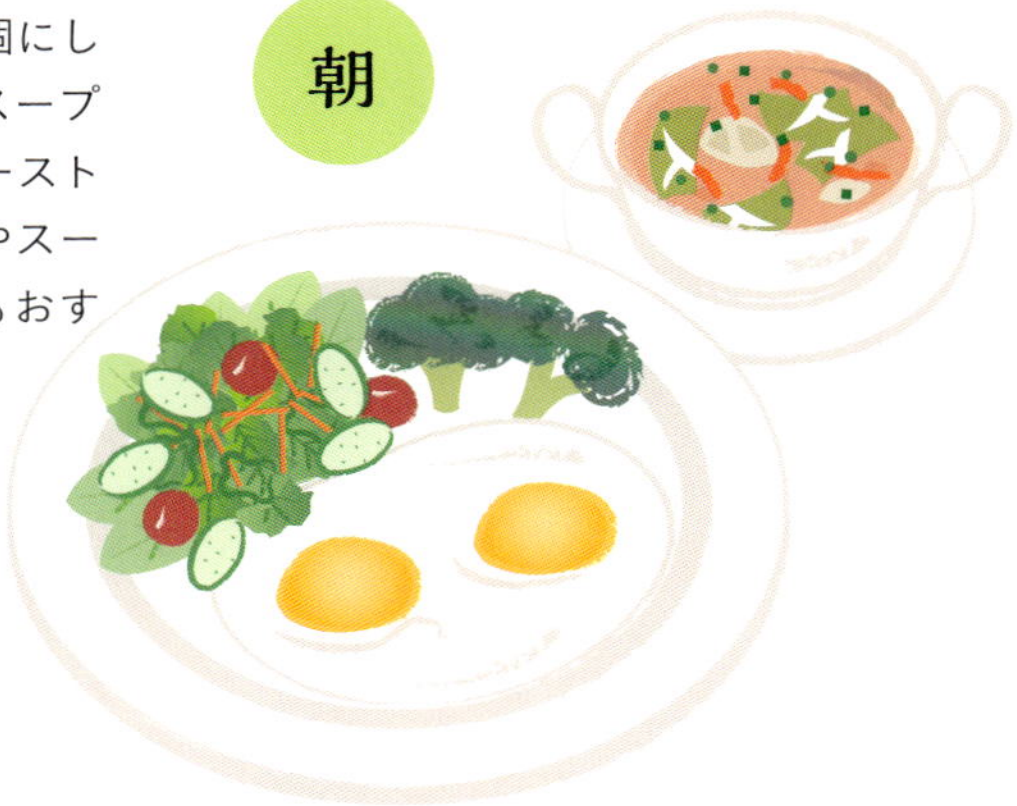

昼

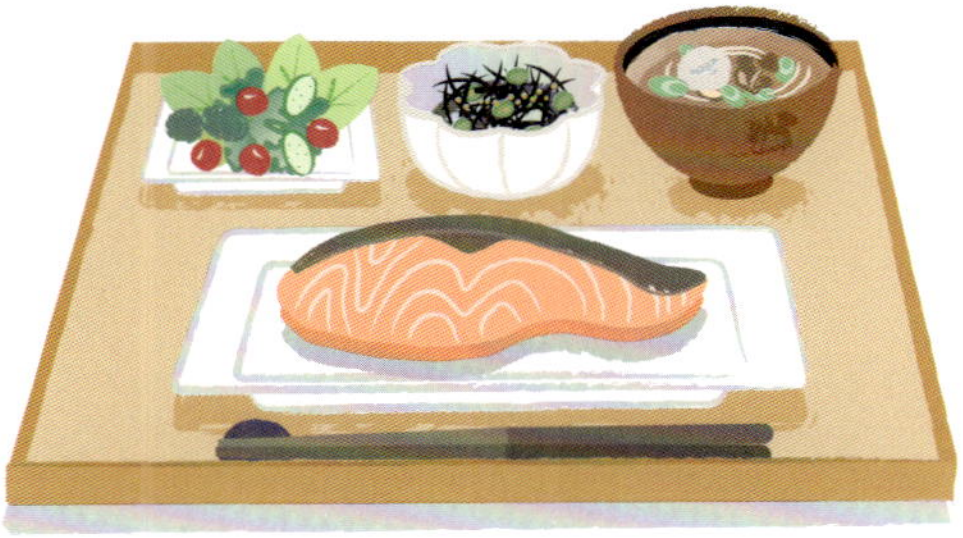

## 定食屋でごはんを断る

理想なのは定食のごはん抜き、もしくはごく少量を頼むこと。自炊の場合は低糖質の麺やパンなどを活用するのもいいでしょう。コンビニもかなり使えます。

## たんぱく源と野菜をバランスよく！

肉類、魚類をメインに、生野菜で酵素を補給し、きのこ類、海藻類などを含んだ温野菜でバランスよく。野菜のスープなどを添えれば、満足度もアップします。

夜

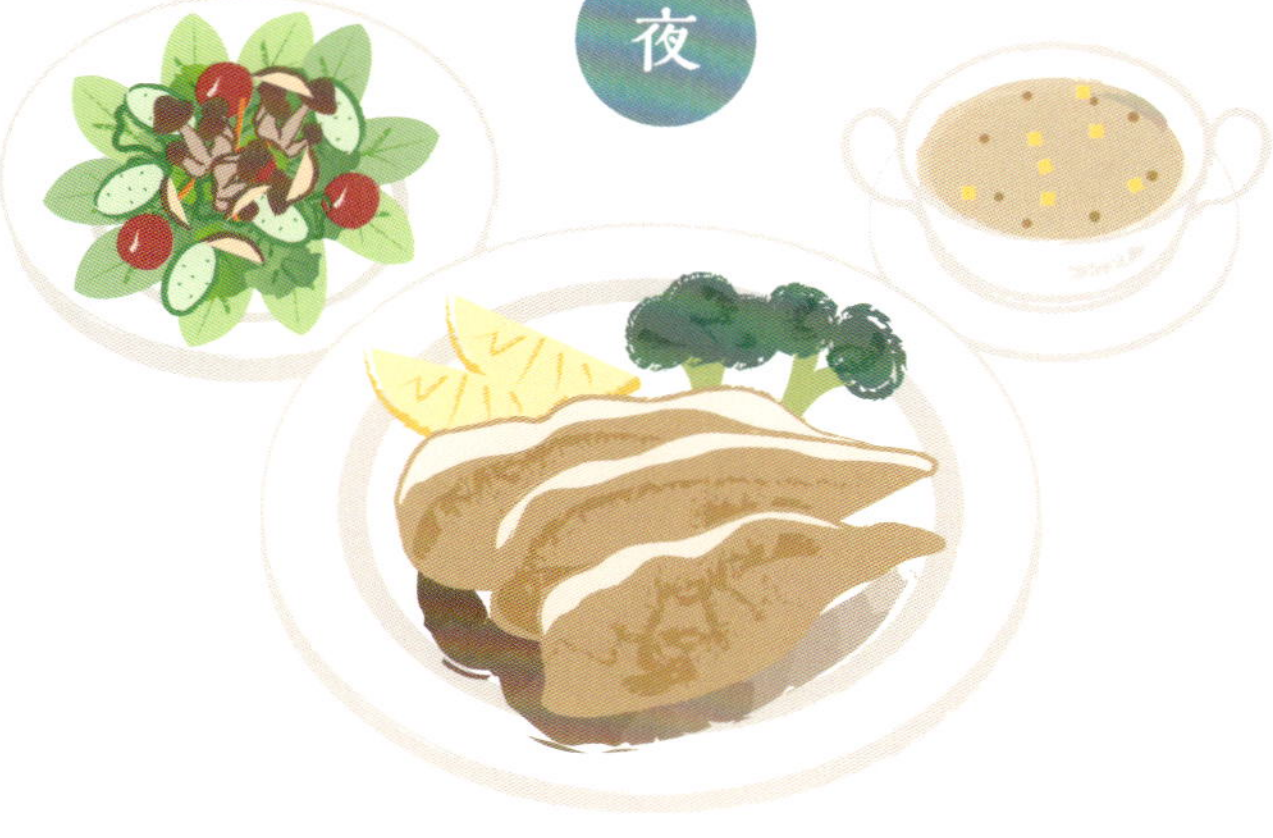

# コンビニやスーパーの惣菜、外食を賢く活用！

**最近は低糖質メニューが拡大中。上手に使うべし！**

毎食手作りというのは、なかなかつらいもの。そんなときは、コンビニやスーパーの惣菜、外食などを上手に利用しましょう。選び方しだいで低糖質ダイエッターの力強い味方に。

例えば、ごはんの多い弁当やセットメニューを避け、ステーキや焼き魚、サラダなどの単品ものを組み合わせます。コンビニのおでん、ゆで卵、フランクフルト、鶏のから揚げなどもOK！

最近では低糖質のオリジナル商品やメニューも登場しています。優秀なのがローソンのオリジナル、低糖質パンの「ブランシリーズ」。朝食、ランチ、おやつに大重宝。イオンでも低糖質食品に力を入れていて、オリジナルのスイーツは甘いものがやめられない人の救世主に。

ファミレスや牛丼、ハンバーガーチェーン店でも、低糖質の麺やバンズを使ったり、ごはんを豆腐や野菜にかえるなど、工夫をこらしたメニューがある場合も。そんな低糖質のメニューを発見することを楽しんでしまうのも、ダイエット成功の秘訣です。

## コンビニ惣菜でOKなもの

OK

- 野菜サラダ・炒め野菜（砂糖、みりん不使用なもの）
- 鶏のから揚げ、蒸し鶏、焼き鳥（塩）
- おでん（汁は少なめ、ねり物は避ける）
- 魚の塩焼き
- ゆで卵、温泉卵、卵焼き
- 豆腐、枝豆
- ツナ缶・素材缶（糖質量は要チェック）
- ハム、フランクフルト
- ナッツ類（カシューナッツは量に注意）
- チーズ
- 寒天ゼリー

## 居酒屋はOKメニューの宝庫

居酒屋やバルのメニューは選べるものがたっぷり！ 焼き鳥（塩）、刺し身、サラダ、あえ物、生ハム、アヒージョなども○。生ビールや日本酒は避け、焼酎やウイスキーで楽しみましょう。

## ファミレスでは単品メニューを

カレー、丼物、パスタ、ごはんやパンがついたセットメニューは糖質が多いのでNG。ステーキやサラダなどの単品を組み合わせるのがポイント。サラダバーでたっぷり葉野菜をとるのも○。

## コンビニ＆スーパーは力強い味方

オリジナルの低糖質の商品なら、あきらめていたパンやスイーツも食べられます。ロングセラーのチーズや手軽な缶詰なども上手に活用して！
※表記のないものは税抜価格

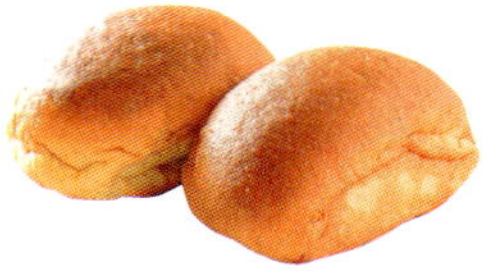

**ローソン**
**ブランパン**

1個あたり糖質 2.2g。乳酸菌を配合し、ふすまの味わいを抑え、しっとり生地に焼き上げた食事パン。2個入り125円（税込）

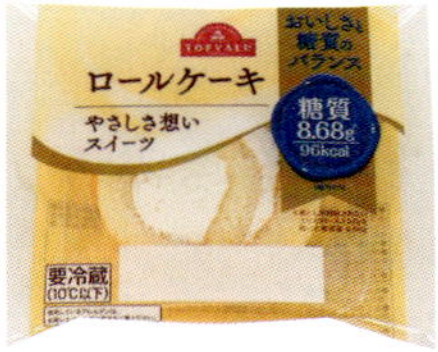


**トップバリュ**
**ロールケーキ**

天然甘味料エリスリトールと、クリームには砂糖を併用し、糖質8.68gを実現。自然な甘さとふんわり食感で、食べ応えのある一品に。105円（税込）

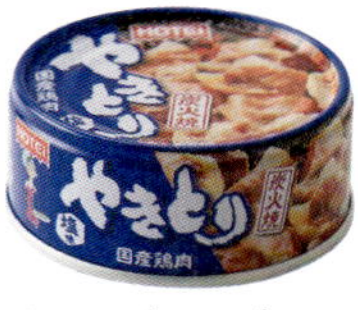


**ホテイフーズコーポレーション**
**やきとり塩味（75g）**

国産鶏肉を炭火で焼き上げた、素材のうまみを生かしたさっぱり塩味。酒のつまみに最適。炭水化物 0.4g。180円

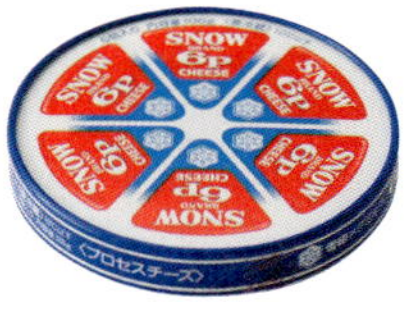


**雪印メグミルク**
**6Pチーズ**

昭和29年発売の変わらぬ人気のプロセスチーズ。1切れ炭水化物（糖質）0.2gでおやつやおつまみにおすすめ。345円

# 家ごはんは3つの工夫で簡単糖質オフ！

## 低糖質の調味料や食材を使い、簡単調理で対応を

　低糖質ライフを充実させるには、やはり手作りごはんがいちばん。しかしながら、料理が得意な人でさえ、最初は何を作っていいのか戸惑うという声をよく聞きます。

　でもコツを覚えてしまえば簡単！　OK食材（P42参照）でいつものおかずを作ればいいのです。ただし、使える調味料が限られます。塩、しょうゆ、マヨネーズなどはOK。砂糖、みりん、市販ソースなどがNG（P43参照）なので、それにかわる低糖質の調味料（P60参照）をそろえておくと便利。

　ラカントSを使えば、甘辛い煮物や酢の物もできるし、ドレッシングやたれ（P73参照）を手作りすることで、料理の幅もグンと広がります。時間のあるときに、惣菜を作りおきしましょう。野菜と肉や魚が一緒にとれる、鍋やグリル料理は一度に栄養バランスがとれておすすめ。

　ごはんのおかずではないので、シンプルで薄い味つけで十分満足。味覚が繊細になり、過剰な味つけをせず、旬の新鮮な食材自体の味を楽しめるようになります。そんな習慣がつけば、添加物や塩分の過剰摂取も予防できて一石二鳥。ヘルシーな食生活の好循環が生まれます。

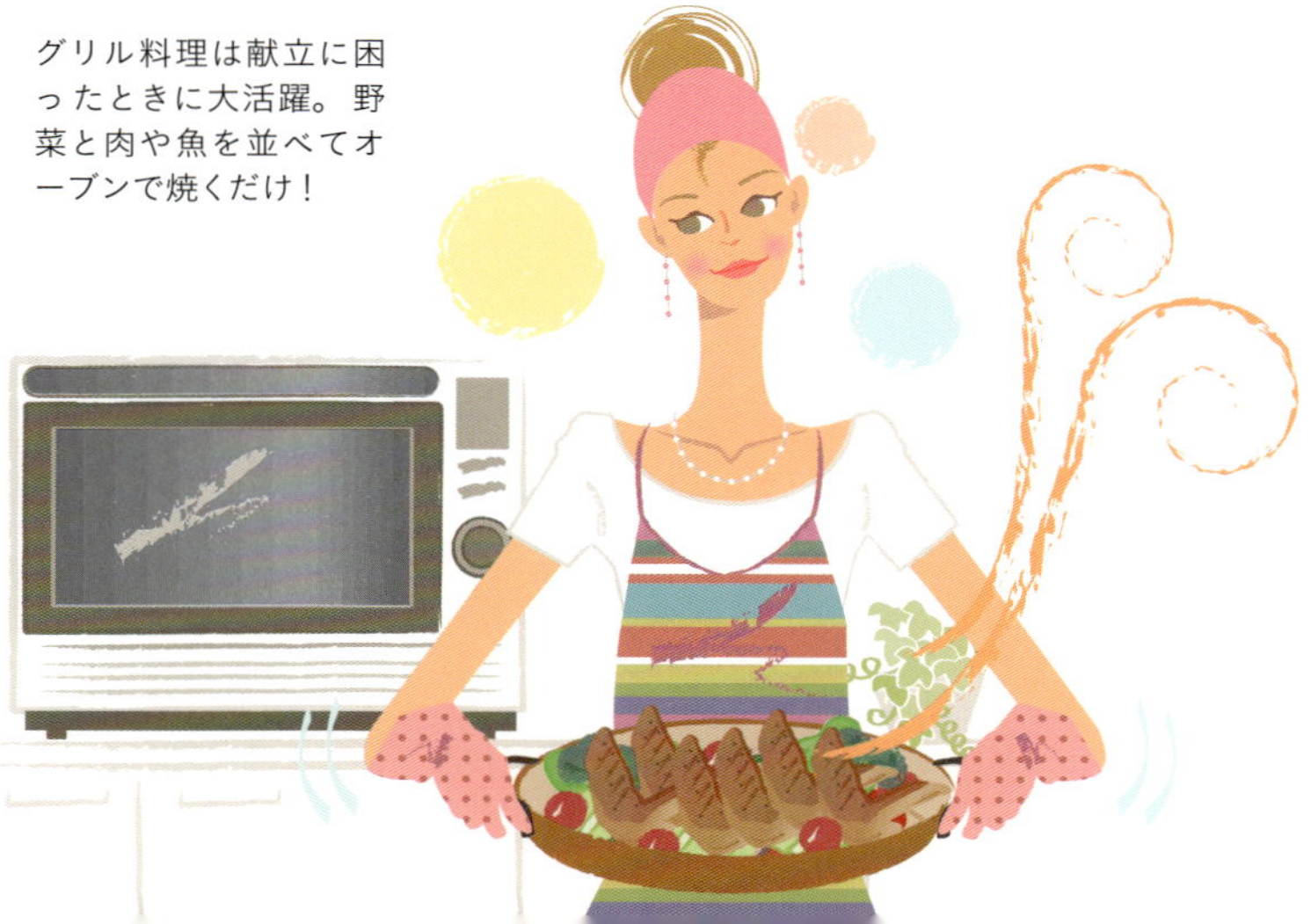

グリル料理は献立に困ったときに大活躍。野菜と肉や魚を並べてオーブンで焼くだけ！

工夫1

## 低糖質食材を活用する

野菜、肉、魚、きのこなどの食材を、低糖質の調味料で料理するのがポイント。そこで活躍するのが糖質0の天然甘味料やスパイス。これらを上手に活用して、今までの料理をアレンジしたり、新メニューにチャレンジを。

工夫2

## 作りおき惣菜を常備する

忙しい人にぜひ実践してほしいのが「作りおき」。時間のあるときに惣菜を何品か多めに作っておくと、低糖質ライフがラクラクに。日々の負担を軽くすることが、糖質制限ダイエットを持続させる秘訣です。

工夫3

## 鍋やグリルの時短料理を導入

旬の食材がバランスよくとれる定番は鍋。それに匹敵するのがグリル料理です。彩りよく野菜を敷いた上に肉や魚をのせてオーブンで焼き、そのまま食卓へ。おしゃれでアレンジもきくので、糖質オフ生活に大活躍します。

# 用意しておくと便利な糖質オフのお助け食材

糖質制限中でも甘い味や麺類だって食べたい！ あると料理の幅がグンと広がる便利食品をそろえましょう。

※表記のないものは税抜価格

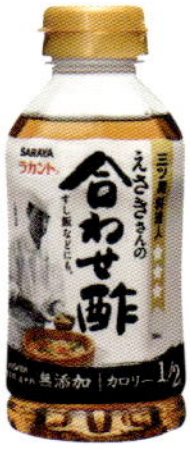


**サラヤ**
**ラカント 合わせ酢**

自然派甘味料ラカントSの甘味成分を使用。ダシのうまみ香る合わせ酢でマリネや酢の物に。100㎖中糖質量19.6g（糖アルコールを除く）。（300㎖）オープン価格

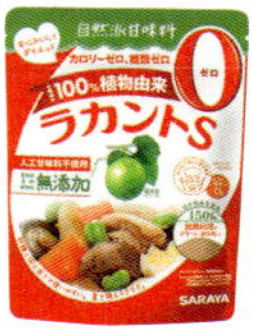


**サラヤ**
**ラカントS顆粒**

100％植物由来の自然派甘味料。煮物などの料理、菓子作り、飲み物の甘みづけに。糖質量0g（糖アルコールを除く）。ほかに液状のものがある。（150g）570円

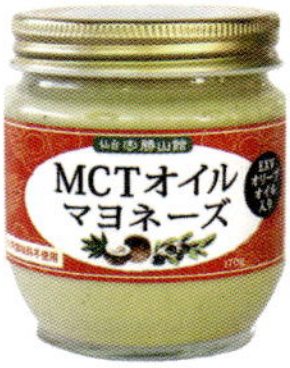


**勝山ネクステージ**
**仙台勝山館**
**MCTオイルマヨネーズ**

MCTオイルとイタリア産エクストラヴァージンオリーブオイルをブレンド。安全な原料だけの無添加マヨネーズ。15g中の炭水化物量0.6g。（170g）800円

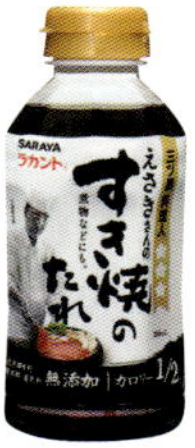


**サラヤ**
**ラカント すき焼のたれ**

ラカントSの甘味成分を使用し、隠し味にリンゴ酢を加えた上品な甘さのタレ。100㎖中糖質量14.4g（糖アルコールを除く）。（300㎖）オープン価格

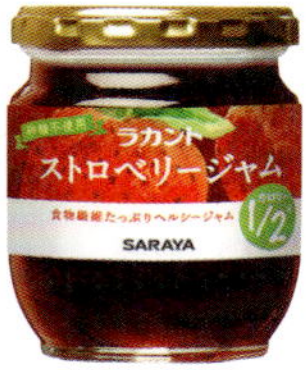


**サラヤ**
**ラカント ストロベリージャム**

イチゴをまるごと使用した、深みのある味わい。公式通販限定商品。100g中糖質量40g（糖アルコールを除く）。（200g）475円

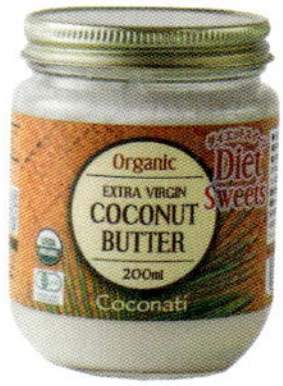


**アビオス**
**ココナッツバター**

果肉をまるごとすりつぶした、低糖質で自然な甘みのバター。小腹がすいたときのダイエットスイーツに最適。糖質量0g。（200㎖）1400円

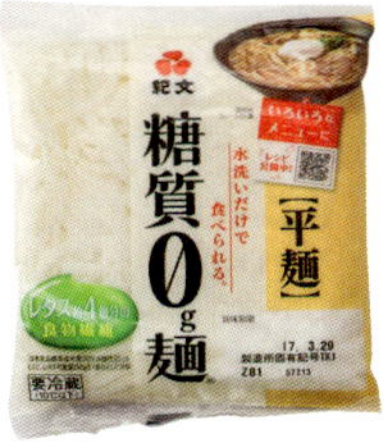


**紀文**
**糖質0g麺(平麺タイプ)**

おからとこんにゃくで作った麺。水洗いだけでOKで、うどんやパスタなどさまざまなメニューにアレンジ可能。糖質量0g。(180g)145円

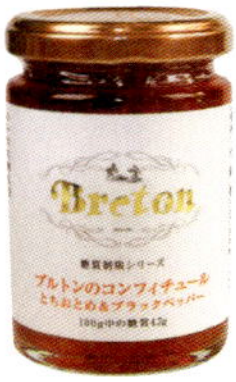


**銀座ラ・トゥール**
**ブルトンのコンフィチュール**

ミシュラン星獲得シェフが監修。国産フルーツと甘味料羅漢果の糖質制限ジャム。100g中糖質量4.7g。とちおとめ&ブラックペッパー(140g)3個セット2850円(税込)

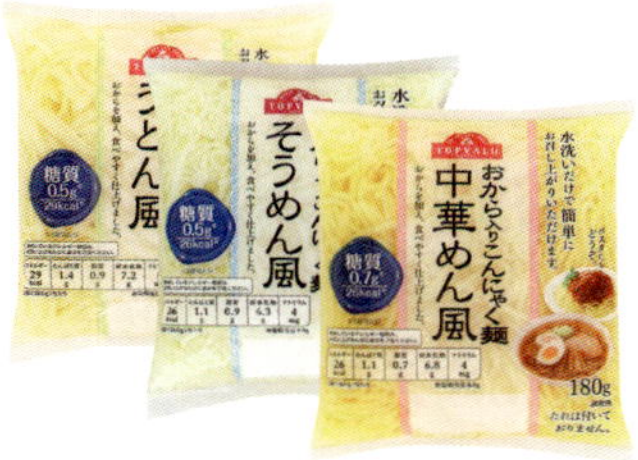


**トップバリュ**
**おから入りこんにゃく麺**

低糖質・低カロリーに仕上げた麺。中華めん風、うどん風、そうめん風があり、いろいろな料理に応用できる。1袋中糖質量0.5〜0.7g。(180g)138円(税込)

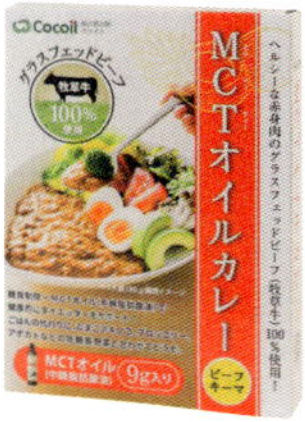


**勝山ネクステージ**
**仙台勝山館 MCTオイルカレー**

MCTオイル9g配合。牧草だけで育った健康的なグラスフェッドビーフを使用。南インドのキーマカレー仕立て。1袋の炭水化物量17.9g。(180g)630円

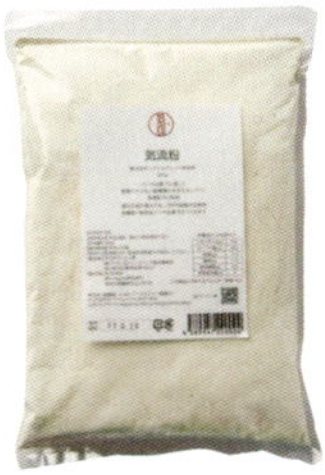

**気流LABO**
**気流粉**

臭みが少ない数種類を選りすぐった国産大豆100%の大豆粉。低糖質・無添加のパンをはじめ。菓子や料理にも使える。100g中糖質量13.2g。(500g)1200円

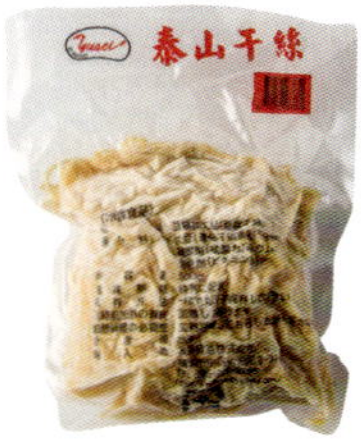


**友盛貿易**
**泰山干絲**

干豆腐麺(麺状の豆腐)はサラダや炒め物、パスタ風に仕上げてもOK。低糖質&高たんぱくの料理バリエーションが広がる。100g中糖質量2.7g。(500g)598円(税込)

おなかいっぱい食べても安心！

# ラクでおいしい糖質オフメニュー

小麦粉を使ったパンは糖質が高いのでNG食品のひとつ。
でも大豆粉で手作りすれば、低糖質のおいしいパンができます！

Bread Recipe

## 朝食にうれしい簡単低糖質パン

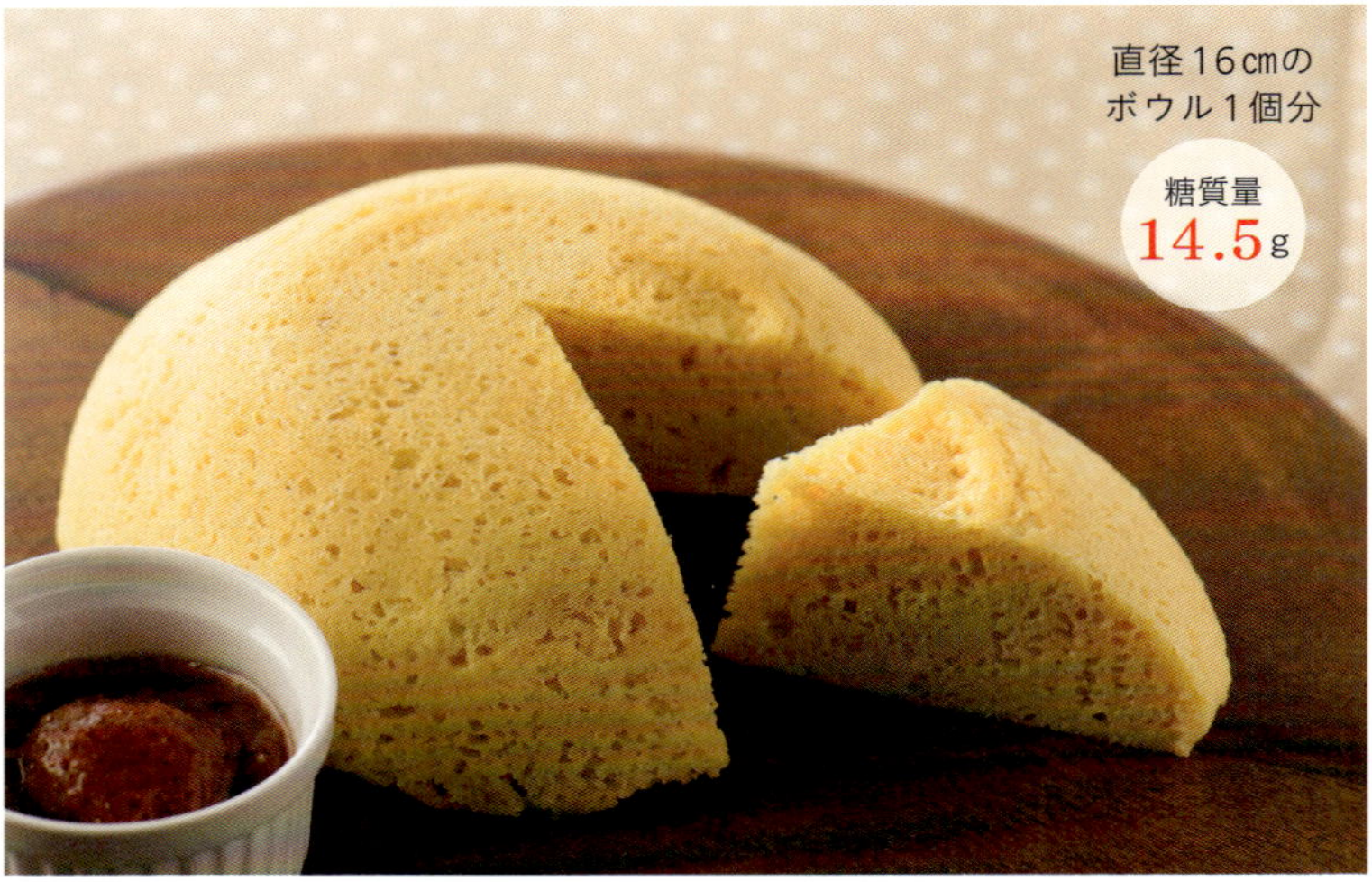
直径16㎝の
ボウル1個分
糖質量
14.5g

材料を混ぜてレンジでできる！

### 低糖質蒸しパン

材料

卵…3個
バター…30g
プレーンヨーグルト…60g
牛乳…50g
気流粉（大豆粉）…40g
アーモンドパウダー…40g
ベーキングパウダー…5g
ラカントS…30g
バニラエッセンス…少々

作り方

1 レンジ可のボウルに卵を入れよく泡立てる。

2 ラカントSを2〜3回に分けて入れ、さらによく泡立てる。

3 とかしバター、ヨーグルト、牛乳、バニラエッセンスを加えて混ぜる。

4 ふるいにかけた気流粉、アーモンドパウダー、ベーキングパウダーを3に加えて混ぜる。

5 ゴムべらでボウルをきれいにならしたら、600Wの電子レンジに5〜6分かける。

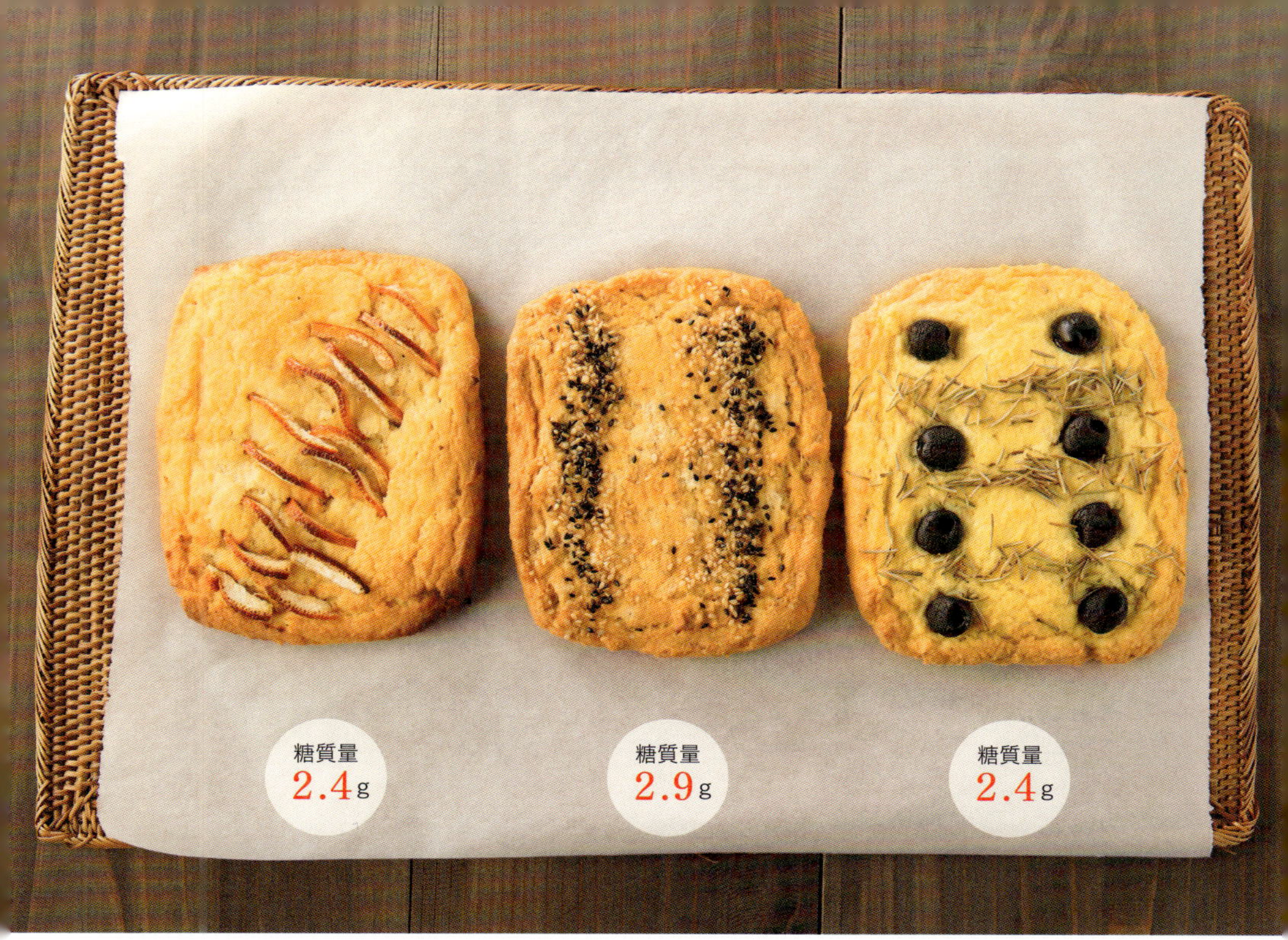


低糖質おからパン・3種

# フォカッチャ、ゴマ風味、オレンジ風味

## 材料

3種共通のベース
- 生おから…100g
- 卵…1個
- ベーキングパウダー…3g
- 塩…少々
- *種類により下記を加える

フォカッチャ
- オリーブオイル…50g
- ローズマリー…小1個
- オリーブ…6個

ごま風味
- 黒ごま油…50g
- 黒ごま…大さじ1

オレンジ風味
- 無塩バター…50g
- オレンジエッセンス…少々
- オレンジピール（無糖）…少々

## 作り方

1 卵に塩を入れよく混ぜる。

2 1におから、ベーキングパウダー、種類により下記の材料を混ぜる。
*フォカッチャ／オリーブオイル。*ごま風味／黒ごま油。*オレンジ風味／とかしバター、オレンジエッセンス。

3 天板に2を厚さ3㎝ぐらいのばし、種類により下記の材料をトッピングする。
*フォカッチャ／ローズマリー、オリーブ。*ごま風味／黒ごま。*オレンジ風味／オレンジピール。

4 250度に余熱したオーブンで20〜25分焼く。

おしゃれメニューのテリーヌは実は型に入れて焼くだけ。
作りおきができるので、糖質制限中に重宝する料理のひとつ！

Terrine Recipe

# 材料を混ぜて焼くだけで おしゃれな一品に！

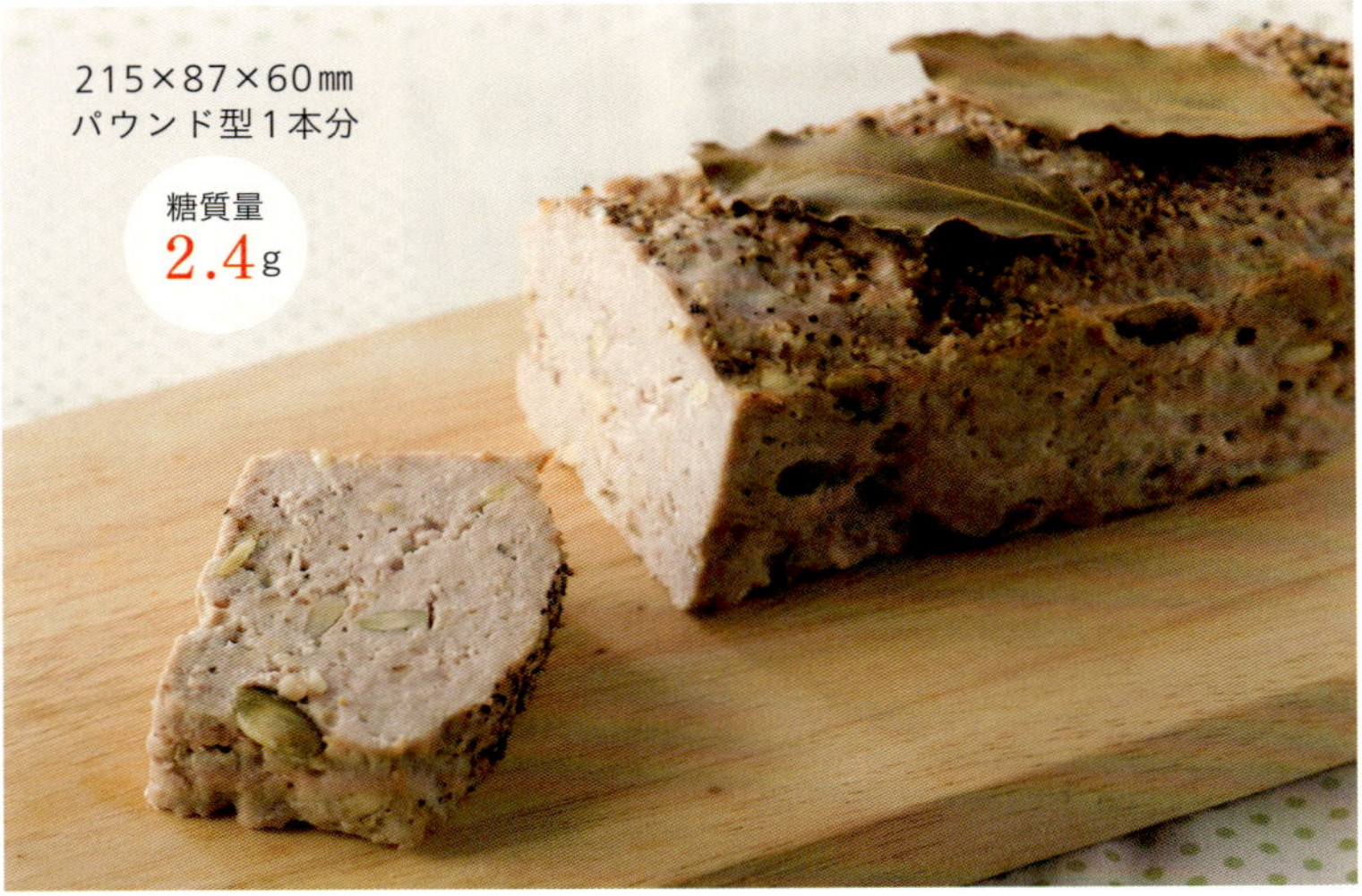
215×87×60㎜
パウンド型1本分
糖質量
2.4g

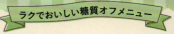

ナッツの食感が楽しい一品

## ナッツ入りお肉のテリーヌ

### 材料

豚ひき肉…500g
塩…10g
ラカントS…5g
こしょう…少々
オールスパイス…小さじ½
冷水…100g
くるみ…20g
かぼちゃの種…10g
松の実…10g

### 作り方

1 ナッツ以外のすべての材料をポリ袋に入れ、冷水にあてたボウルの中で粘りが出るまでよく混ぜる。

2 1にナッツ類を入れ、よく混ぜる。

3 2をテリーヌ型に入れ空気を抜く。

4 180度のオーブンで40〜50分焼く。

Point

**肉を粘りが出るまで混ぜて！**

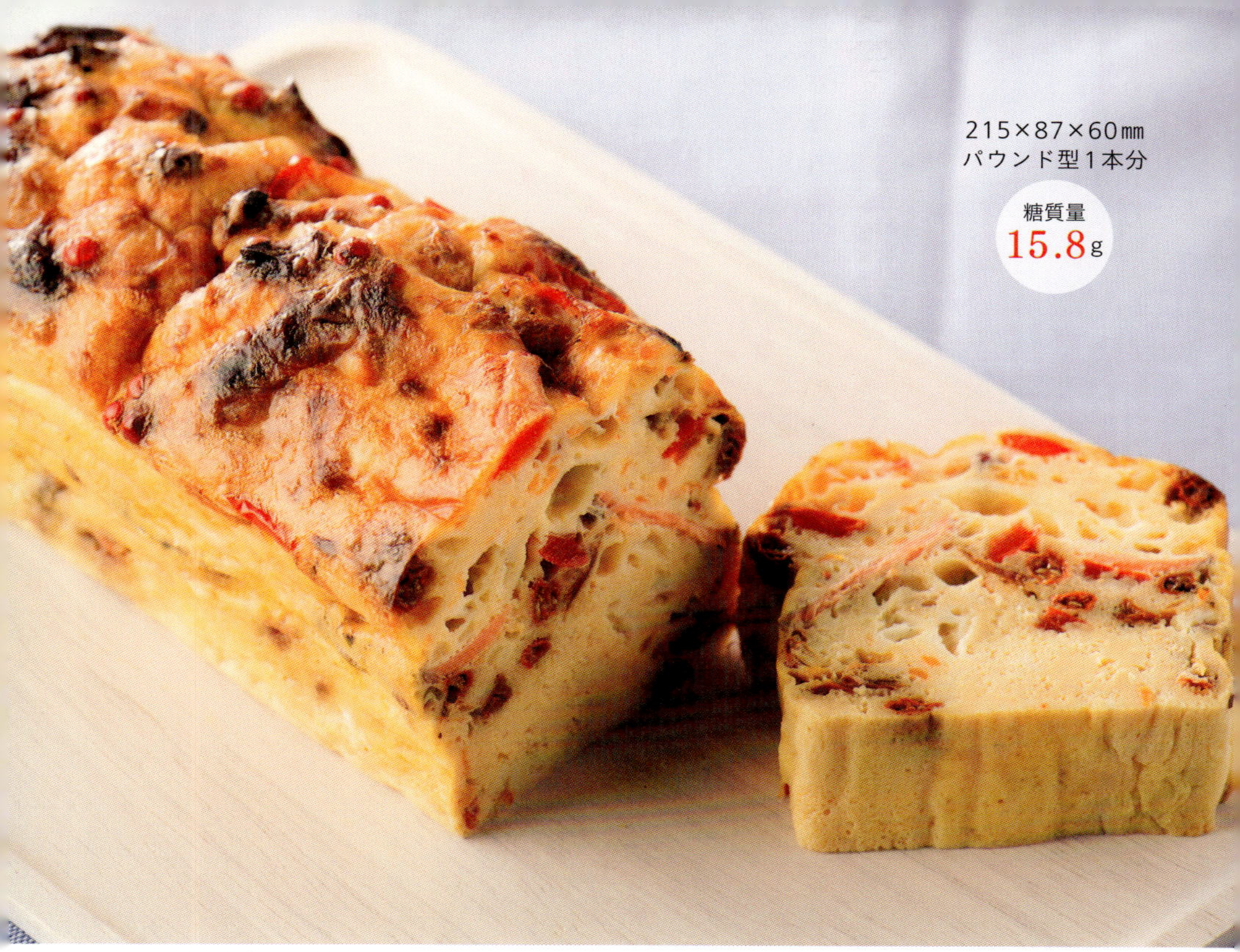
215×87×60㎜
パウンド型1本分
糖質量
15.8g

チーズとドライトマトで風味をアップ

# たまごのテリーヌ

## 材料

卵…6個
気流粉（大豆粉）…10g
塩…小さじ½
とろけるチーズ…50g
パルメザンチーズ…20g
マヨネーズ…25g
ピンクペッパー…小さじ1
ドライトマト…10g
パプリカ（赤）…半分
にんじん…30g
スモークサーモン…60g
くこの実…大さじ2

## 作り方

1 ボウルに卵を入れ、塩、とろけるチーズ、パルメザンチーズ、マヨネーズを入れてよく混ぜる。

2 1にせん切りにしたにんじん、適当な大きさに切ったパプリカ、ピンクペッパー、ドライトマト、くこの実、粉を入れてよく混ぜる。

3 型に2の半量を流し込み、スモークサーモンを敷き、その上に残りの半量を流し込む。

4 オーブンの天板に湯を張り、170度で60分蒸し焼きにする。

これ１品でメインのたんぱく質と野菜がたっぷりとれる
お助けメニュー。おしゃれでパーティにも最適。

Grill Recipe

# オーブンで焼くだけの たんぱく質と野菜のおかず

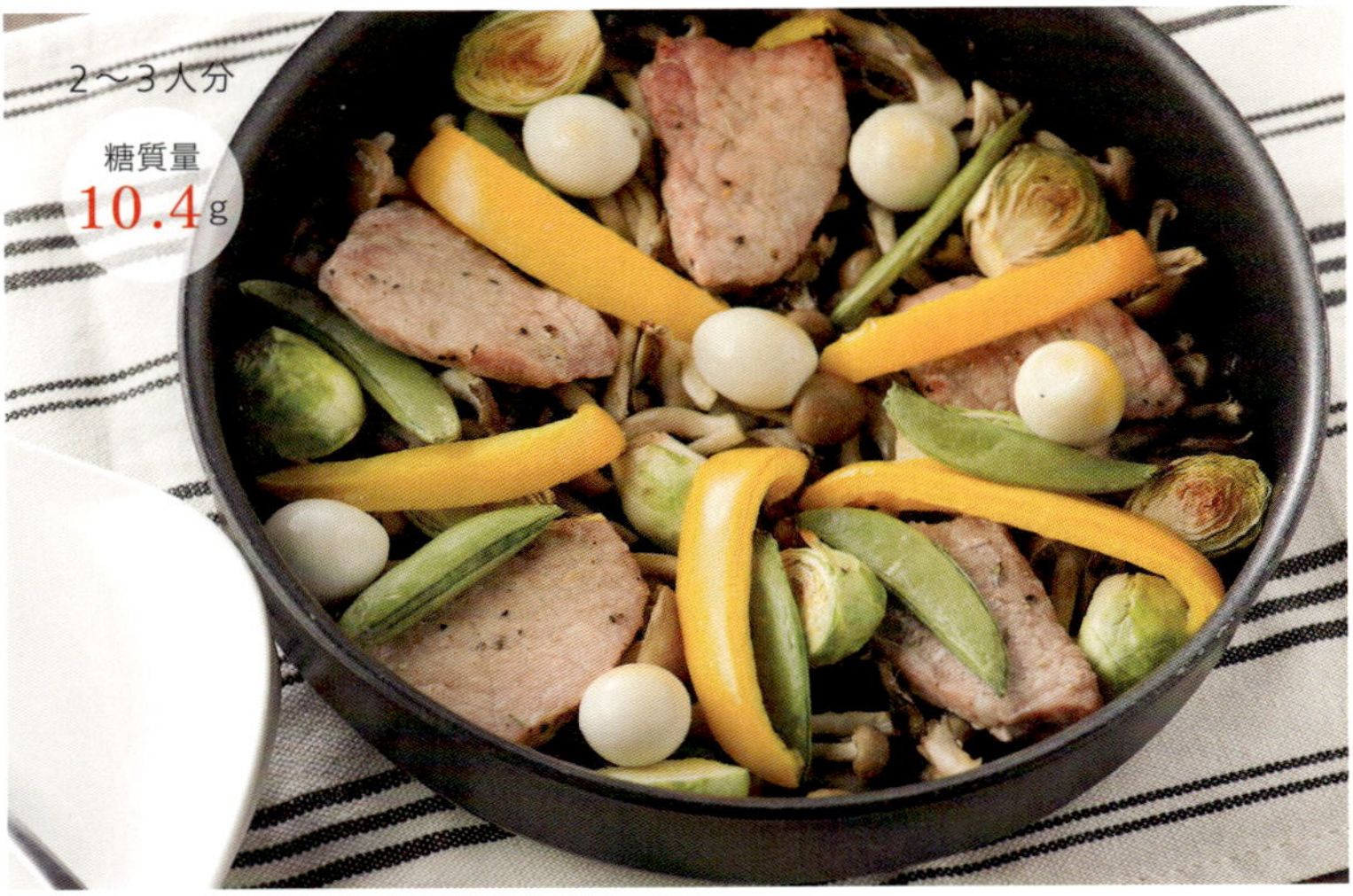


1品で栄養バランス抜群！

## 肉のグリル

### 材料

豚ヒレ肉…200g
まいたけ…100g
しめじ…100g
芽キャベツ…70g
スナップえんどう…30g
パプリカ（黄）…50g
うずらの卵…50g
ハーブソルト…適量

### 作り方

1 豚肉はキッチンペーパーで水けをふきとり、ハーブソルト少々で下味をつけておく。

2 耐熱容器に食べやすく切った、まいたけ、しめじ、芽キャベツ、スナップえんどう、パプリカを盛り、ハーブソルト少々で味をつける。

3 2の上に豚肉、ゆでたうずらの卵をのせる。

4 180度のオーブンで、3を20～25分焼く。
＊ハーブソルトの味を薄めにして、お好みのソースで食べてもOK。

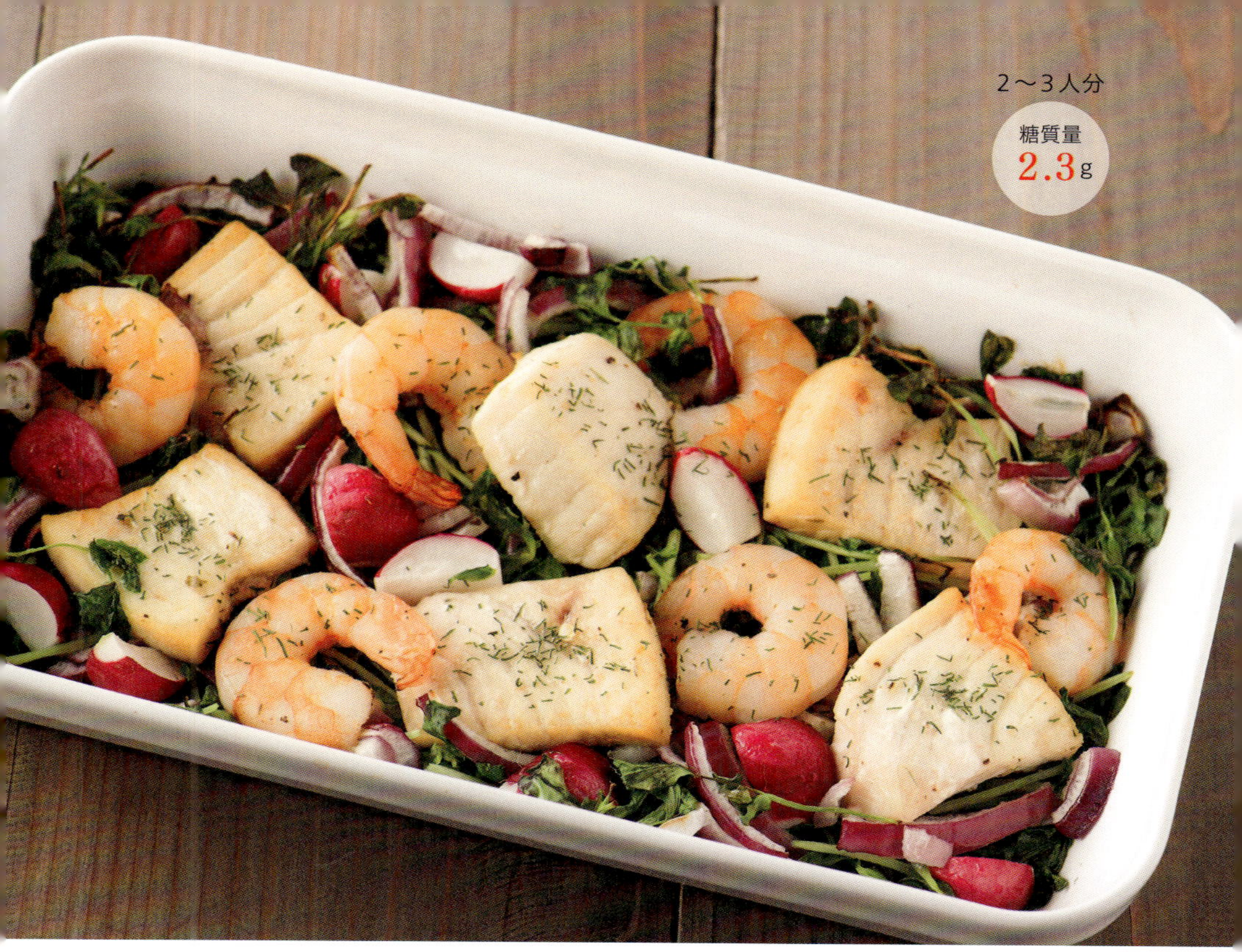

2〜3人分

糖質量
2.3g

もう1品欲しいときにも大重宝！

# 魚とエビのグリル

### 材料

かじき…200g
えび…100g
豆苗…100g
ラディッシュ…30g
ハーブソルト…適量

**Point**

**具それぞれに
下味をつけて！**

### 作り方

1　かじきは食べやすい大きさに切り、えびは殻と背わたをとり、キッチンペーパーで水けをふいて、ハーブソルト少々で下味をつけておく。

2　耐熱容器に適当な長さに切った豆苗とくし形に切ったラディッシュを盛り、ハーブソルト少々で味をつける。

3　2の上にかじきとえびをのせる。

4　180度のオーブンで、3を20〜25分焼く。
＊ハーブソルトの味を薄めにして、好みのソースで食べてもOK。

中国の干豆腐麺はサラダ、炒め物、パスタなどの麺料理風に仕上げてもOK。これ1皿で大満足のレシピを紹介。

Noodle Recipe

# 麺類が恋しくなったときにおすすめ！

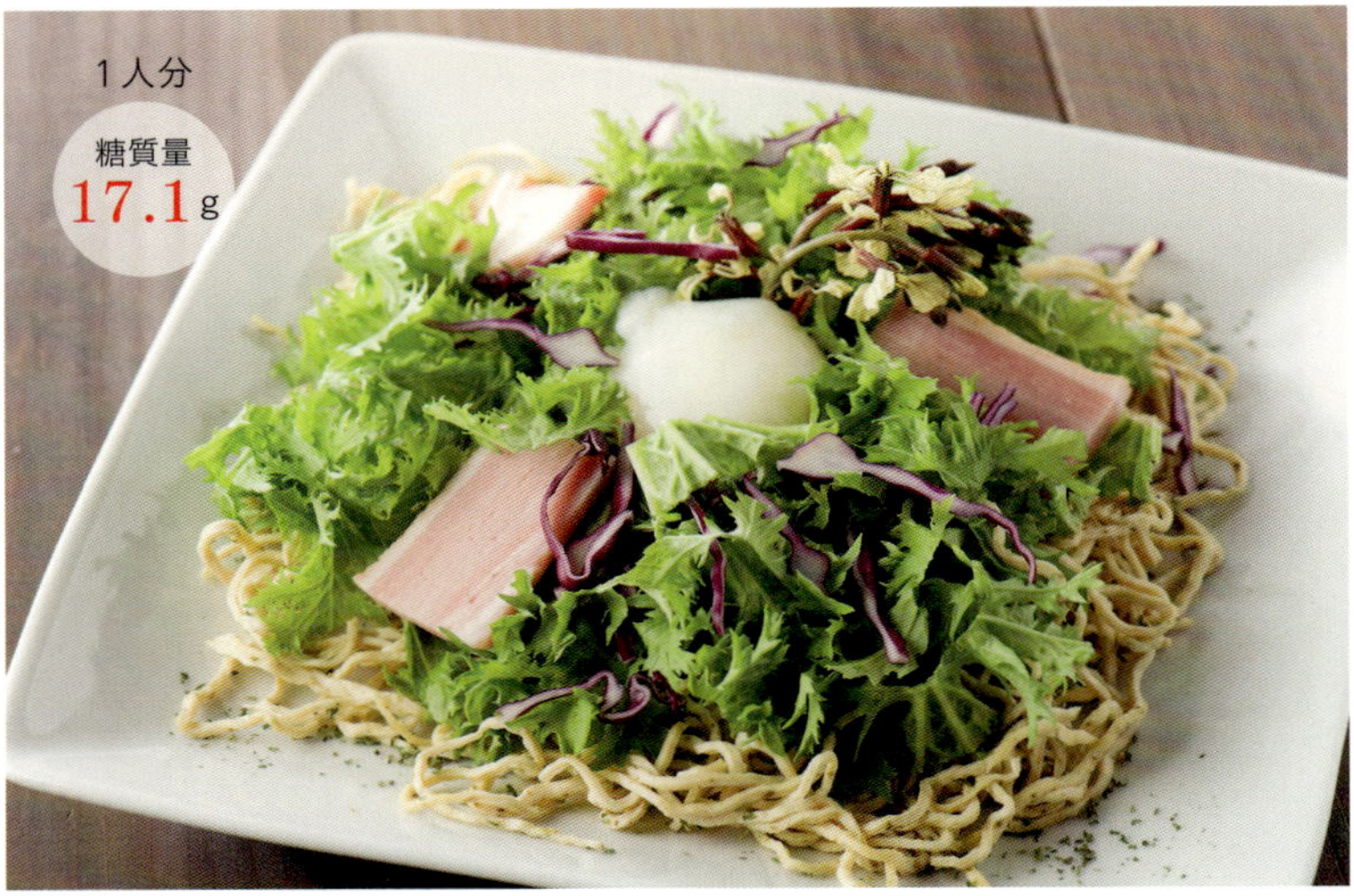

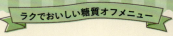


たんぱく質たっぷりのサラダ

## 干豆腐麺のサラダパスタ

**材料**

干豆腐麺（泰山干絲）…150g
ジェノベーゼソース…50g
わさび菜…45g
紫キャベツ…15g
温泉卵…1個
ベーコン…25g
ドレッシング…適量

**作り方**

1 干豆腐麺を好みのかたさにゆで、ゆで上がったらジェノベーゼソースで味をつけておく。

2 皿に1を盛り、適当な大きさに切った野菜、ベーコンをトッピングして､真ん中に温泉卵を落とす。

3 好みのドレッシングをかける

Point

干豆腐麺は
いろいろな味に合う！

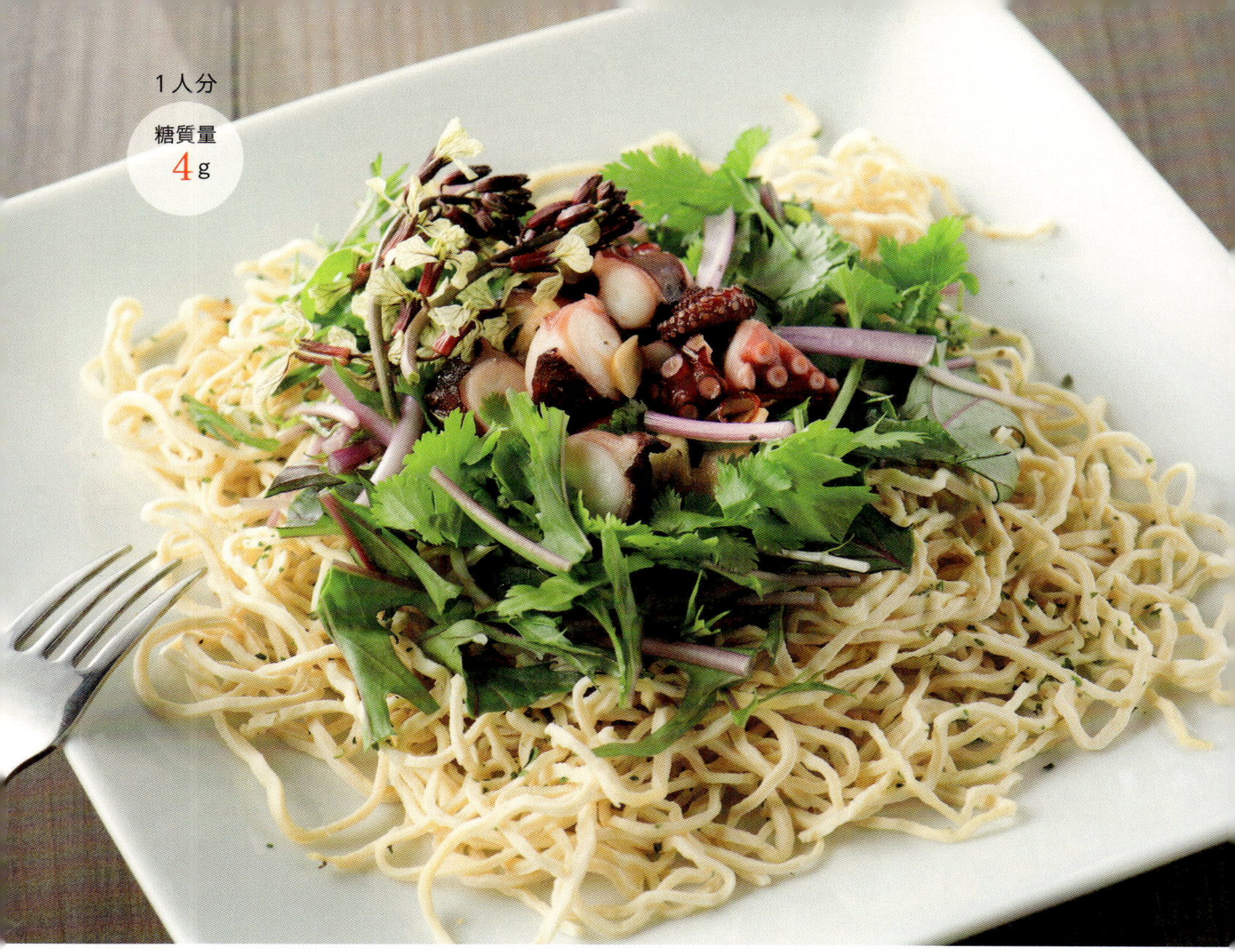


パスタ気分満点！

# 干豆腐麺のペペロンチーノ

### 材料

干豆腐麺（泰山干絲）…150g
たこ…100g
にんにくチップ…少々
赤とうがらし、塩、こしょう…各少々
水菜…30g
パクチー（好みで）…少々
ハーブソルト…少々
オリーブオイル…適量

### 作り方

1 干豆腐麺を好みのかたさにゆで、ゆで上がったらハーブソルトで味をつけておく。

2 オリーブオイルをひいたフライパンに赤とうがらし、にんにくを入れて弱火にかける。香りが立ったらぶつ切りにしたたこを入れてさっと炒め、塩、こしょうで味を調える。

3 皿に1を盛り、その上に適当な長さに切った水菜、パクチーをのせる。

4 2をオイルごとのせる。

気流粉（大豆粉）とラカントSがあれば、スイーツも思いのまま。
糖質制限ダイエット中も甘いものを我慢しません！

Sweets Recipe

# 我慢無用のうれしいスイーツ

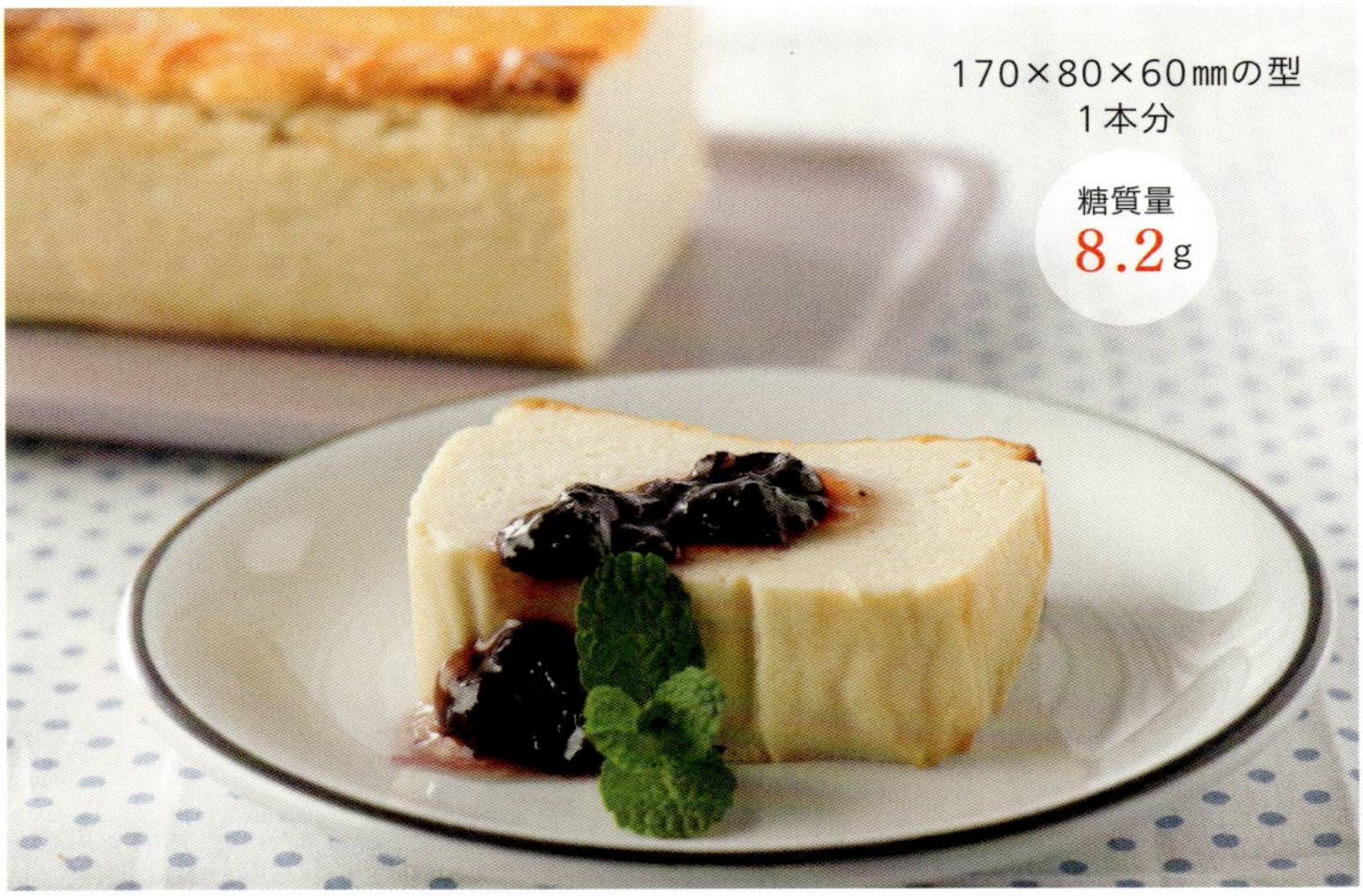
170×80×60㎜の型
1本分
糖質量
8.2g

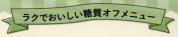

生クリームとチーズは力強い味方！

## 低糖質ベイクドチーズケーキ

### 材料

生クリーム…100g
クリームチーズ…150g
ラカントS…40g
気流粉…10g
卵…1個
レモン汁…大さじ½
白ごま油…20g

### 作り方

1 クリームチーズは室温にもどしておく。
2 すべての材料をボウルに入れ、よく混ぜる。
3 型に入れ170度のオーブンで45分焼く。

Point

甘みは天然甘味料のラカントSで！

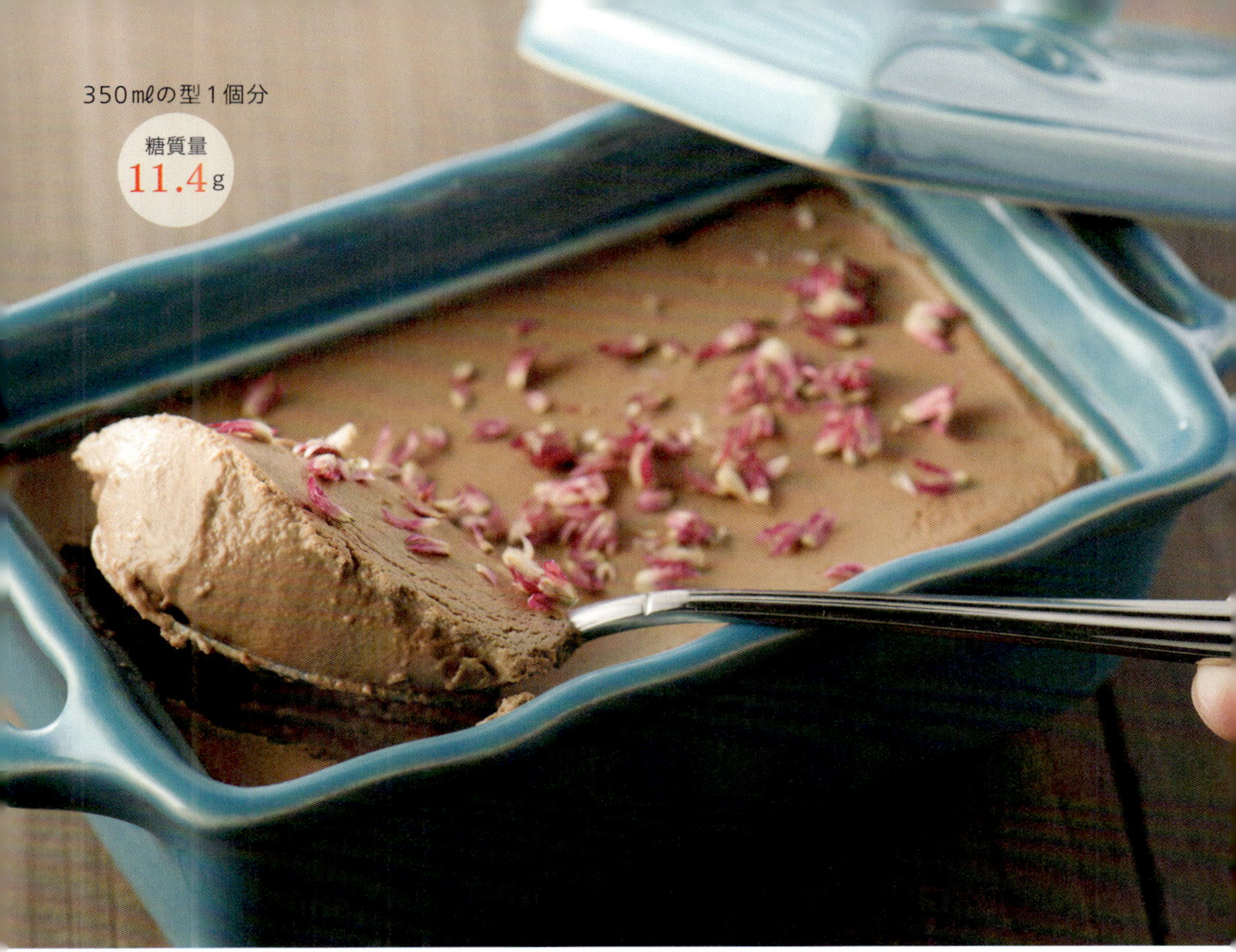

350mℓの型1個分

糖質量 11.4g

ココアとゼラチンで簡単&大満足!

# 低糖質チョコレートムース

### 材料

生クリーム…200g
牛乳…100g
ラカントS…30g
ココア(無糖)…15g
ゼラチン…5g
ブランデー…大さじ1

### 作り方

1 ゼラチンは水25gでふやかしておく。

2 鍋にココアを入れ軽くいる。

3 2にラカントS、牛乳を入れ温めながらよく混ぜる。

4 3に1を入れよくとかし、ブランデーを加える。

5 七分立てにした生クリームに4を混ぜる。

6 冷蔵庫でかたまるまで冷やす。目安は2〜3時間。

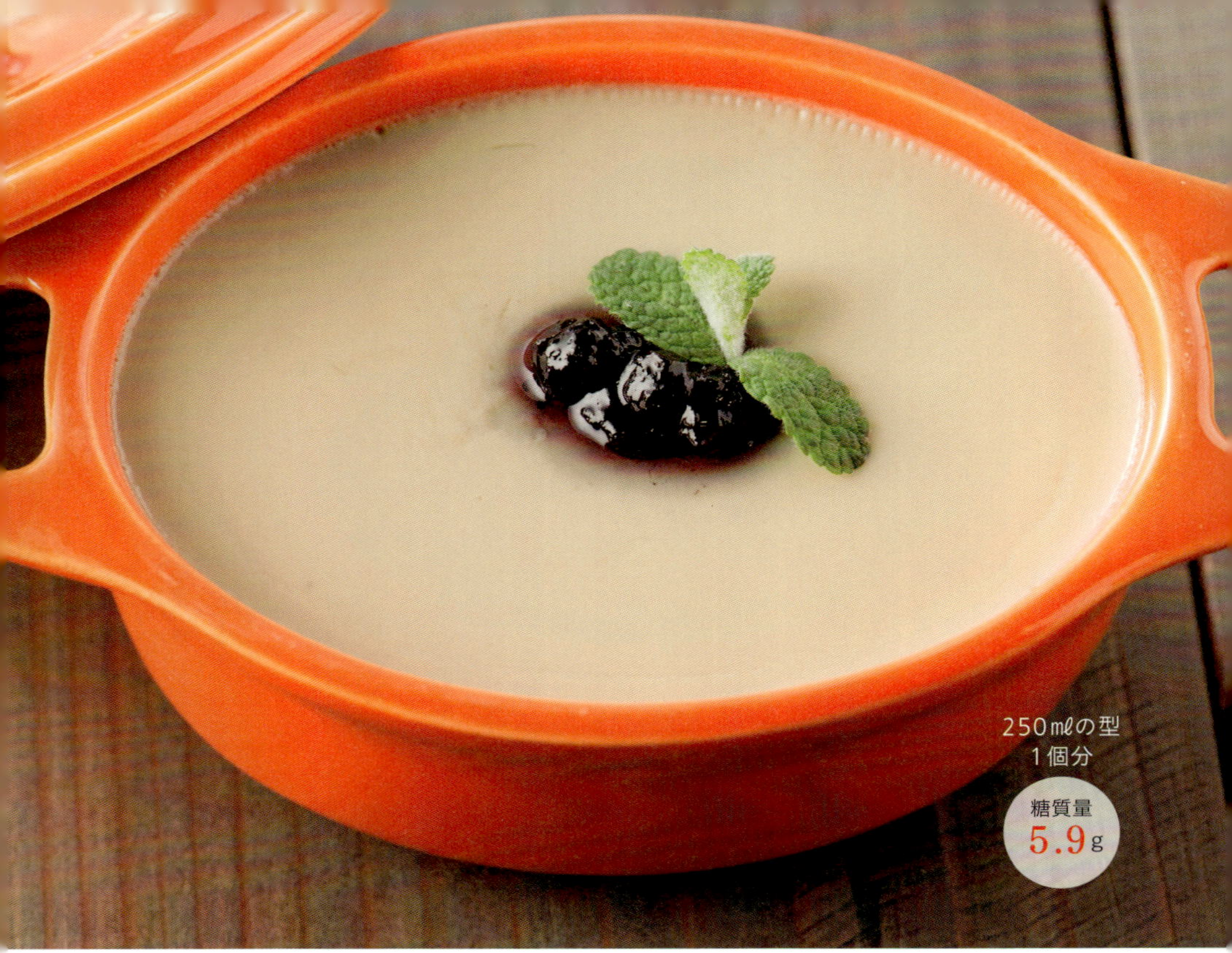


たんぱく質もとれるヘルシーおやつ

# 低糖質マンゴーティー豆乳プリン

## 材料

卵…1個
豆乳…200g
ラカントS…15g
マンゴーティー…1袋

**Point**

マンゴーティーを
ほかのフレーバー
ティーにしても○。

## 作り方

1 豆乳にマンゴーティーを入れ弱火で熱し、豆乳マンゴーティーを作り冷ます。

2 ボウルに卵を割り入れ、ラカントSと混ぜ合わせる。

3 2に1を入れ混ぜ、耐熱容器に入れる。

4 湯を張った鍋に3を容器ごと入れ、20～30分湯せんする。

5 あら熱をとり、冷蔵庫で冷やす。好みのジャムやハーブをトッピングしても。

Dressing & Souce

# ドレッシングやたれも手作りで

## いろいろに応用可能なたれ&ソース

市販のものは糖質が高いので、手作りすれば安心。野菜のマリネや肉料理にも応用可能。

### 甘酢

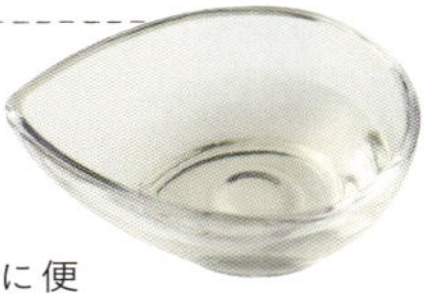

米酢30g、ラカントS 20g、塩少々を全部合わせ、よく混ぜる。酢の物を作るのに便利。糖質量3.4g。

### めんつゆ

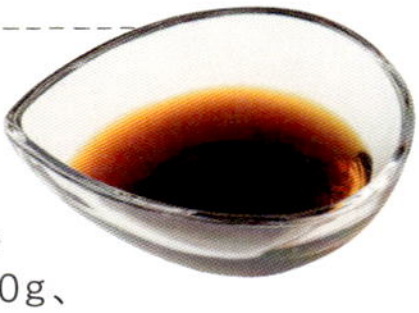

水300gを沸騰させ、火を止めてかつお節5gを入れ、全部沈んだらこす。しょうゆ30g、ラカントS5g、塩少々を加える。糖質量4.8g。

### ごまだれ

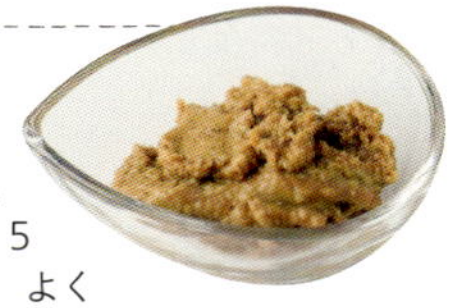

ねりごま30g、すりごま20g、ラカントS 10g、しょうゆ5g、酢5gを全部合わせ、よく混ぜる。糖質量3.7g。

### ホワイトソース

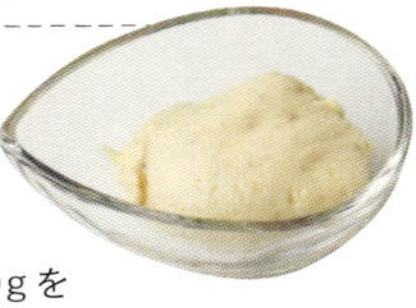

鍋にバター30gをとかし、大豆粉30gを入れダマにならないようにねる。豆乳100gを少しずつ加え、塩、こしょう各少々で味を調える。糖質量6.9g。

## 野菜がおいしくなるドレッシング

ノンオイルではなく、しっかりオイルを使い糖質オフで。風味豊かな味をセレクト。

### フレンチドレッシング

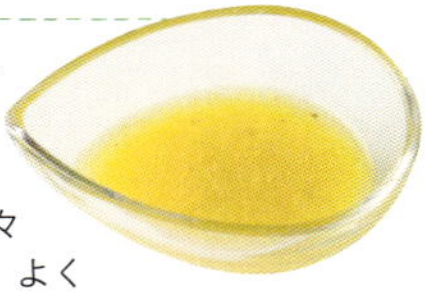

酢10g、オリーブオイル30g、ラカントS 3g、塩、こしょう各少々を全部合わせて、よく混ぜる。糖質量1.1g。

### 中華ドレッシング

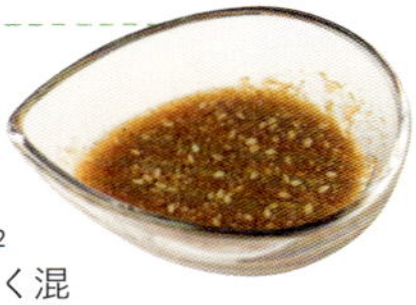

しょうゆ5g、酢15g、ラカントS 5g、ごま油10g、すりごま大さじ½を全部合わせ、よく混ぜる。糖質量2.7g。

### シーザードレッシング

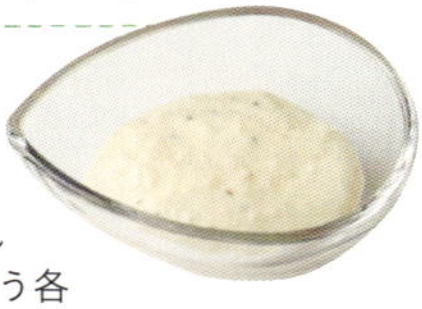

マヨネーズ20g、牛乳20g、粉チーズ10g、レモン汁、おろしにんにく、塩、こしょう各少々をよく混ぜる。糖質量1.2g。

### ナッツドレッシング

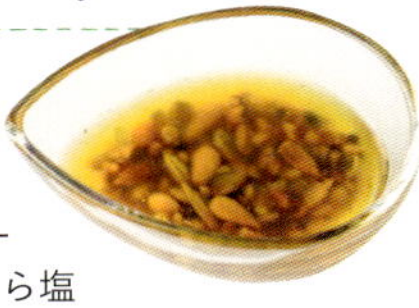

鍋にオリーブオイル30g、好みのナッツ15gを入れて弱火でローストする。冷めたら塩少々で味を調える。糖質量0.6g。

COLUMN

6

# 1日何回
# 食べたらいいの？

しっかり栄養をとらないと……と、1日3食にこだわっていませんか？
実は3食にこだわる必要はありません。

糖質制限を始めると、糖質がない分、たんぱく質やほかの栄養をいっぱいとらないといけない……という思いにとらわれる人も多いようです。そこでよく「やはり3食必要ですか？　朝食をとる習慣がないのですが」という質問も。答えは……3食にこだわる必要はありません。

空腹感は糖質摂取により、血糖値の急激な上昇と下降により生まれます。糖質制限を始めたころは、まだエネルギーを糖質代謝に頼っているため空腹を感じます。しかし、糖質をとらない生活を続けていると、脂質代謝に変わります。すると軽い空腹は感じるものの、強烈な空腹感にさいなまれることはなくなり、それほど大量な食べ物が必要でなくなってきます。糖質以外の食事量は、糖質オフを始める前くらいで十分。それ以上に3食たっぷり食べる必要もありません。

実際に監修の水野先生は1日1食。消化能力にもよりますが、1日量のたんぱく質がとれていれば、食事の回数にこだわる必要はありません。

Chapter

4

# 糖質制限
# ダイエッターが体験！
# うれしい報告続々

実際にやせた!

# 糖質制限1カ月ダイエットに挑戦！

実際に本誌の糖質制限ダイエットを１カ月実践してみました。
ダイエット効果に加え、体のうれしい変化に絶賛の声続々！

体験者１

## 女優さんがはいていたスカートが似合う体になりたくて頑張った！

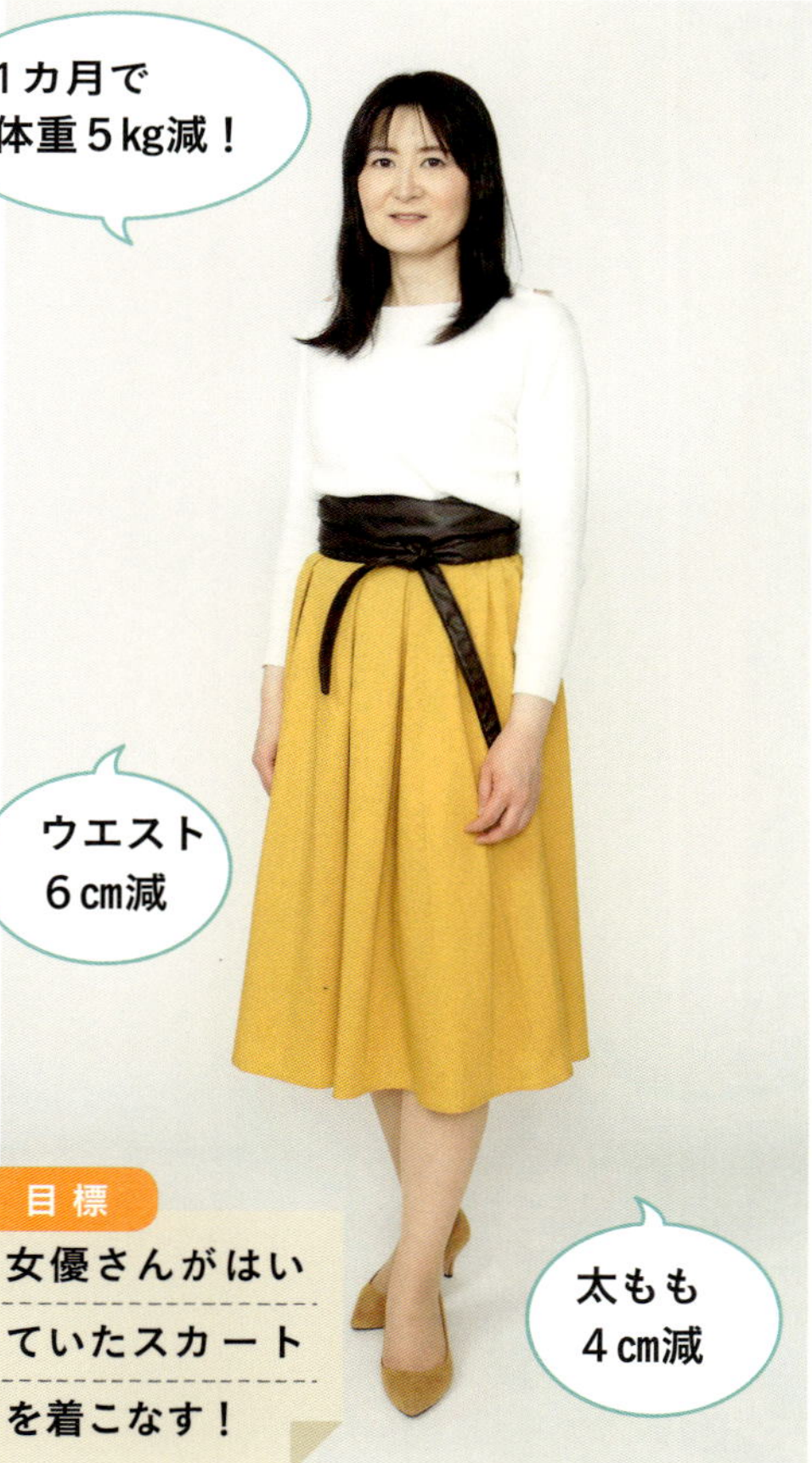
１カ月で
体重５kg減！
ウエスト
６cm減
太もも
４cm減

目標

女優さんがはいていたスカートを着こなす！

| 桑原則子さん | 46歳 |
| --- | --- |
| | 主婦 |

ここ1年ですっかり太ってしまい、お気に入りのデニムがきつくなっていることに唖然となり、ダイエットを決意。その意志をかためるために、ドラマで女優さんがはいていたスカートをネットで購入。これを素敵に着こなすことを目標にしました。

ごはんやパンなどの炭水化物をほぼ抜き、糖質の多い野菜も極力排除。MCTオイルを大さじ1杯ずつ、ココアやコーヒーに混ぜて1日３～４回飲みました。スイーツや料理にはラカントSを使い、ドレッシングもMCTオイルで手作り。お風呂の中でドローインしたり、買い物に自転車を使うなど、運動量も増やしました。

最初の１～２週間で2kg減。その後も着実に減り、目標体重とウエスト66cmを達成！ あこがれのスカートがはけ、肌の黄ぐすみがとれ、血色がよくなったのもうれしい変化。

オイルの摂取やラカントSで甘さも味わえたので、空腹を感じることなく実践でき、結果に大満足です。

食事内容

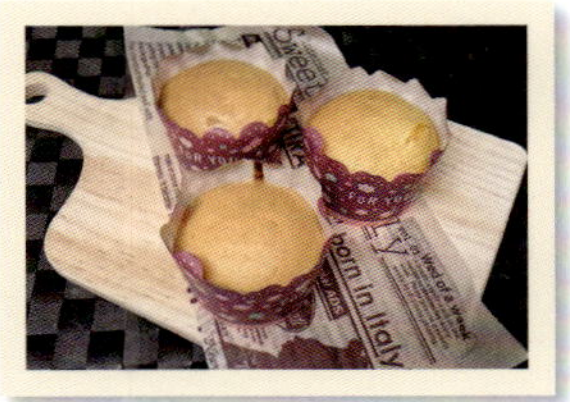

大豆粉のマフィンや抹茶ムースなど、ほぼ糖質ゼロのスイーツはラカントSで手作り。

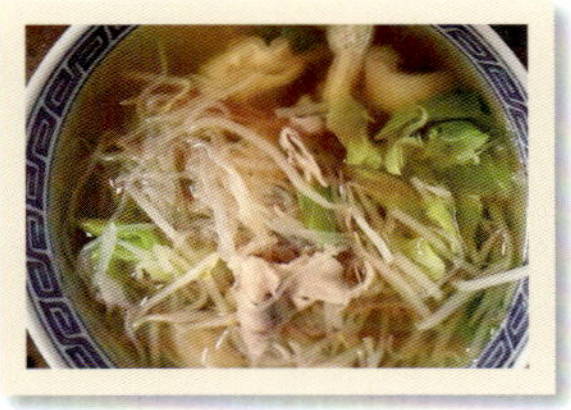

しらたきをラーメンふうに仕上げた、オリジナル麺レシピ。昼食に大活躍！

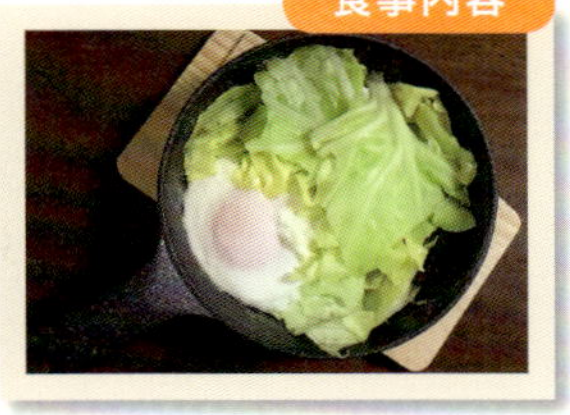

野菜たっぷりの目玉焼き。これに大重宝したローソンのブランパン1個をつけて朝食に。

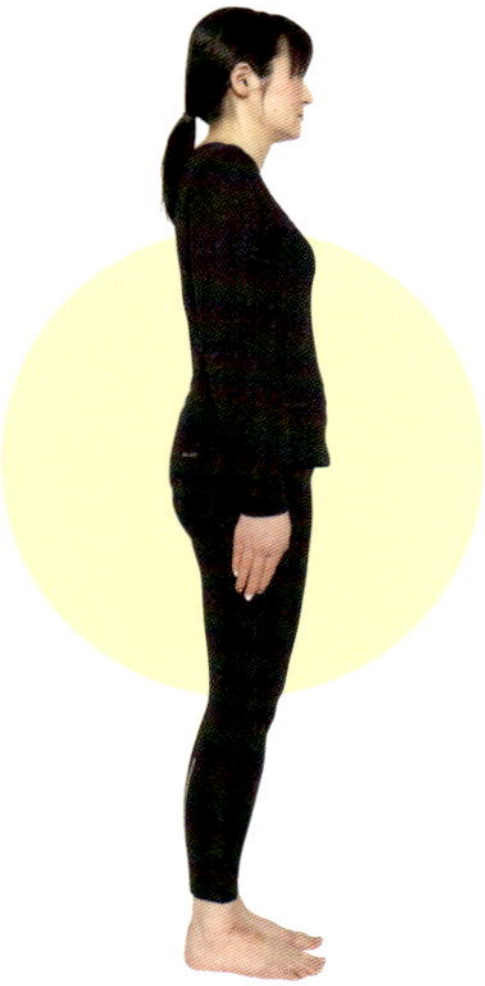

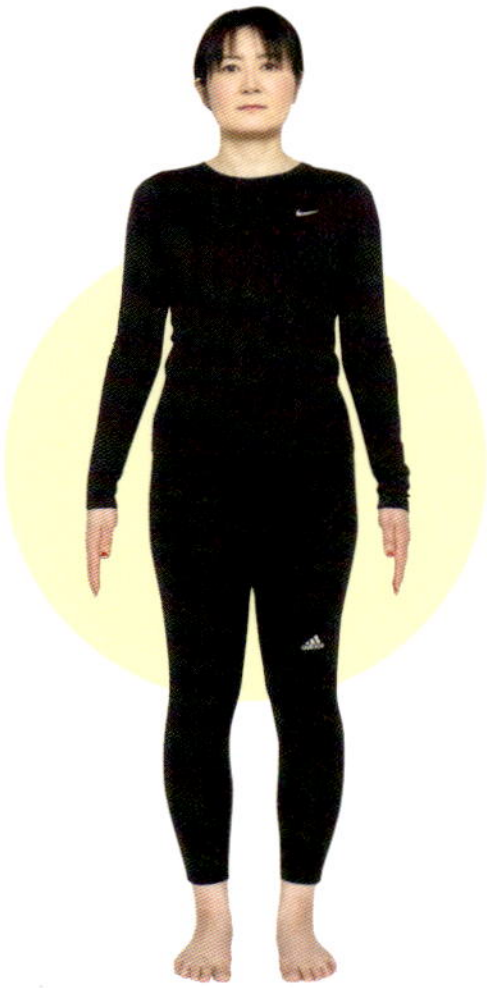

before

| | |
|---|---|
| 身長 | 167cm |
| **体重** | **60.8kg** |
| **体脂肪率** | **29.2%** |
| BMI | 22.7 |
| ウエスト | 72cm |
| ヒップ | 95cm |
| 太もも | 59cm |
| 足首 | 23.5cm |

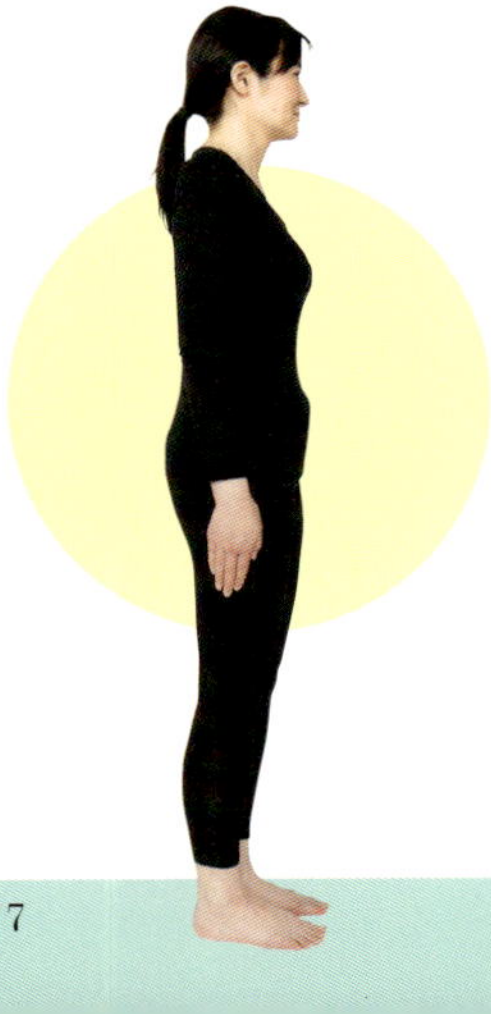

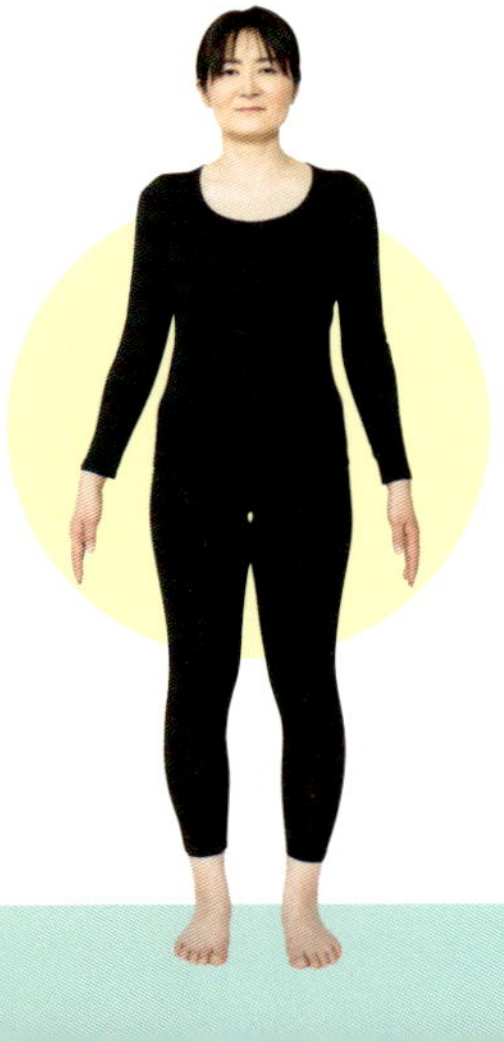

after

| | |
|---|---|
| **体重** | **55.8kg** |
| **体脂肪率** | **27.5%** |
| BMI | 21.1 |
| ウエスト | 66cm |
| ヒップ | 91cm |
| 太もも | 55cm |
| 足首 | 23cm |

> 糖質制限
> 1カ月ダイエットに挑戦!

・体験者2

## 楽しく酒を飲み、運動も組み込んで目標の7kg減を達成

| 難波敏史さん | 52歳 |
| --- | --- |
|  | 会社員 |

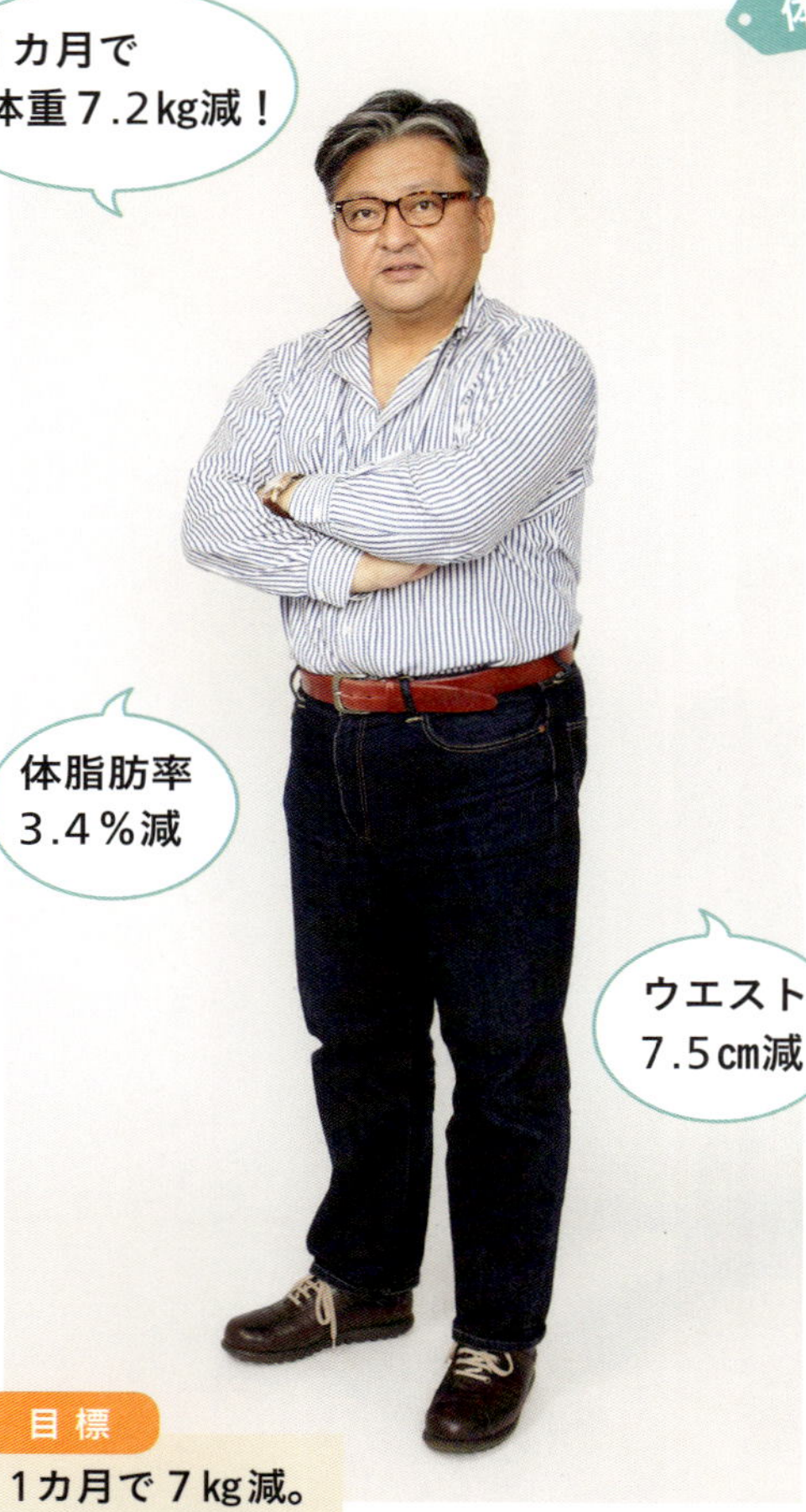

1カ月で体重7.2kg減!

体脂肪率3.4%減

ウエスト7.5cm減

**目 標**
1カ月で7kg減。
健康的な生活習慣をつける。

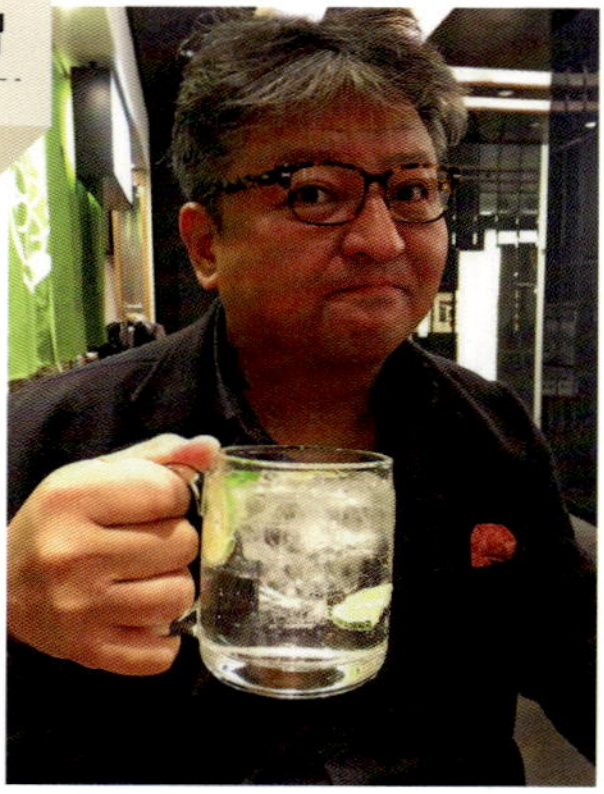

飲みの席ではハイボールで楽しく糖質オフ。〆のラーメン以外、酒飲みには結構楽チンなダイエット!?

　目標は1カ月で7kg減! 朝食は蒸し鶏とサラダ、飲みに行ったときは、ハイボール＋ささ身＋刺し身＋卵焼き、と徹底的に糖質オフ。なじみのラーメン屋では、「麺なし、野菜増し」の特別メニューで気分転換も。

　職場でダイエット目標を公言し、おやつを私には配らないよう協力してもらい、飲んだあとのラーメンも人にはすすめるも、自分はじっと我慢。おいしそうに食べる姿を見て満足していました。一度だけ我慢できず汁だけもらいましたが(笑)。

　今回は糖質制限とともに、週2回の皇居ランニングと週1回のジムも組み込みました。以前に行ったダイエットですぐにリバウンドした経験があり、運動習慣の重要性を感じたからです。

　1カ月でぎりぎり目標クリア。皇居ランニングは最初は1周5kmを完走できませんでしたが、今はラクに走れます。ラン友もでき、ダイエットも仲間がいると楽しいですね。今後もこの生活習慣を続けるつもりです。

食事内容

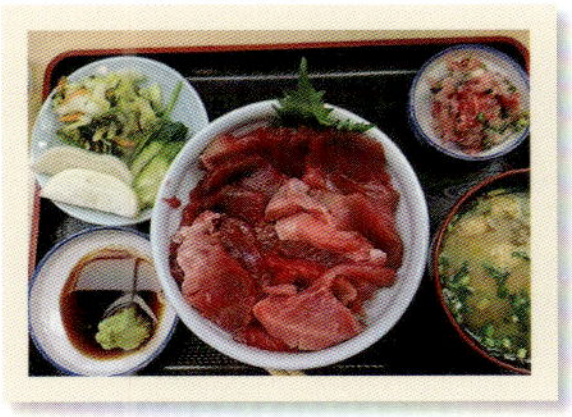

昼食は定食のごはん抜きで。写真はご飯なしの「まぐろ丼定食」。これでも満足！

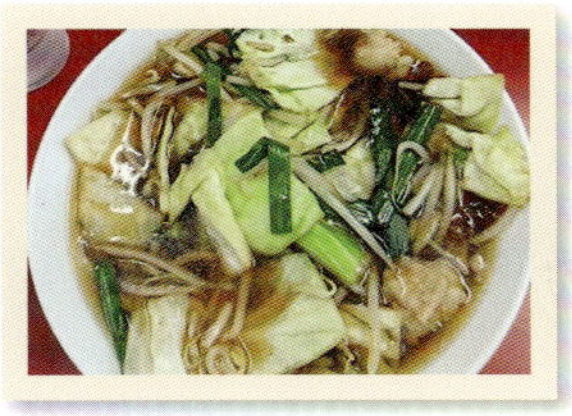

無性にラーメンが食べたくなったときは、「麺なし、野菜増し」のたんめんで。

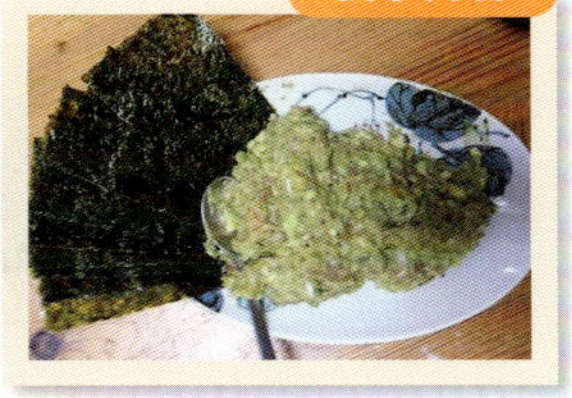

低糖質のアボカトディップをのりで巻いて食べる、お手軽な一品はお気に入りのつまみ。

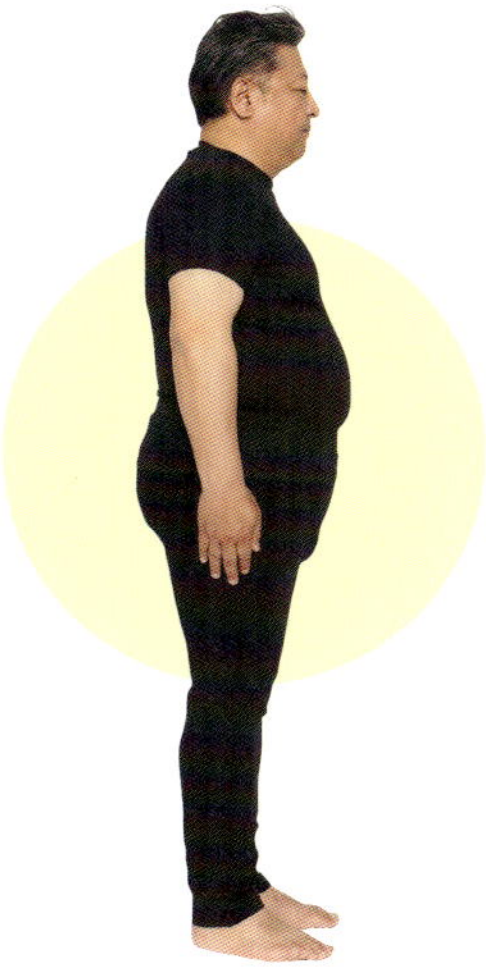

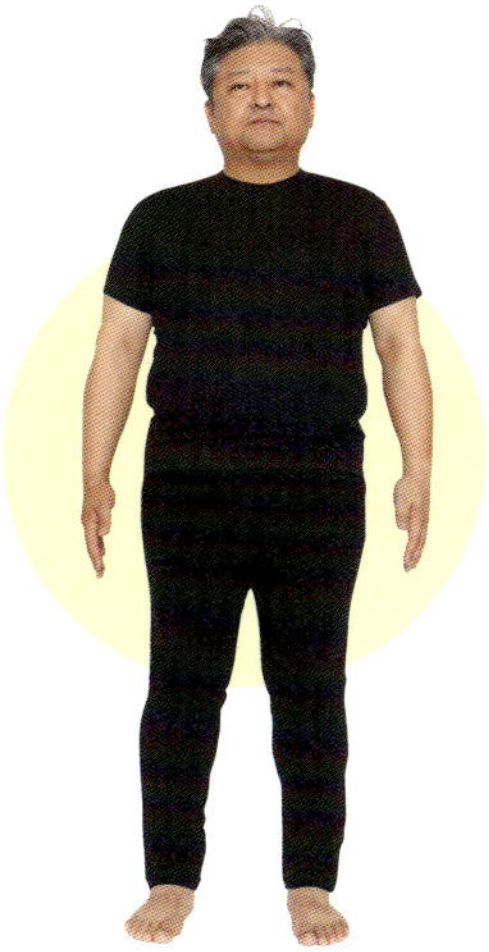

before

| | |
|---|---|
| 身長 | 174cm |
| **体重** | **109.6kg** |
| **体脂肪率** | **32.7%** |
| BMI | 36.2 |
| ウエスト | 112cm |
| ヒップ | 119cm |
| 太もも | 65cm |
| 足首 | 24.5cm |

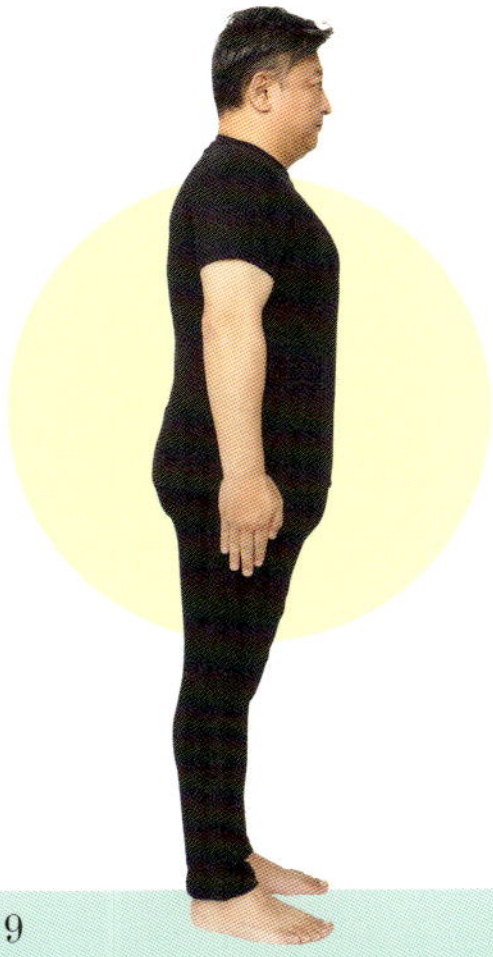

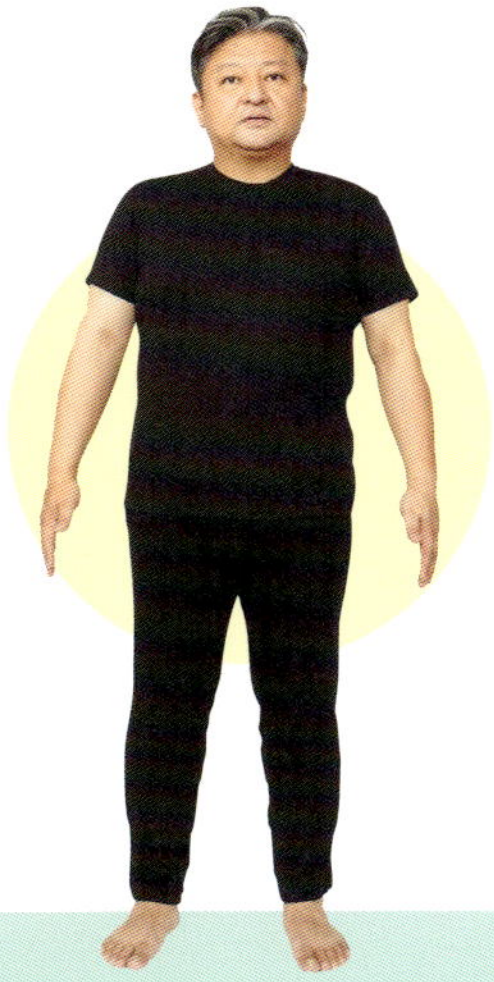

after

| | |
|---|---|
| **体重** | **102.4kg** |
| **体脂肪率** | **29.3%** |
| BMI | 33.8 |
| ウエスト | 104.5cm |
| ヒップ | 110cm |
| 太もも | 66cm |
| 足首 | 24.5cm |

> 糖質制限
> 1カ月ダイエットに挑戦!

体験者 3

## むくみ、気分の変動がなくなり体調万全。健康的にやせた!

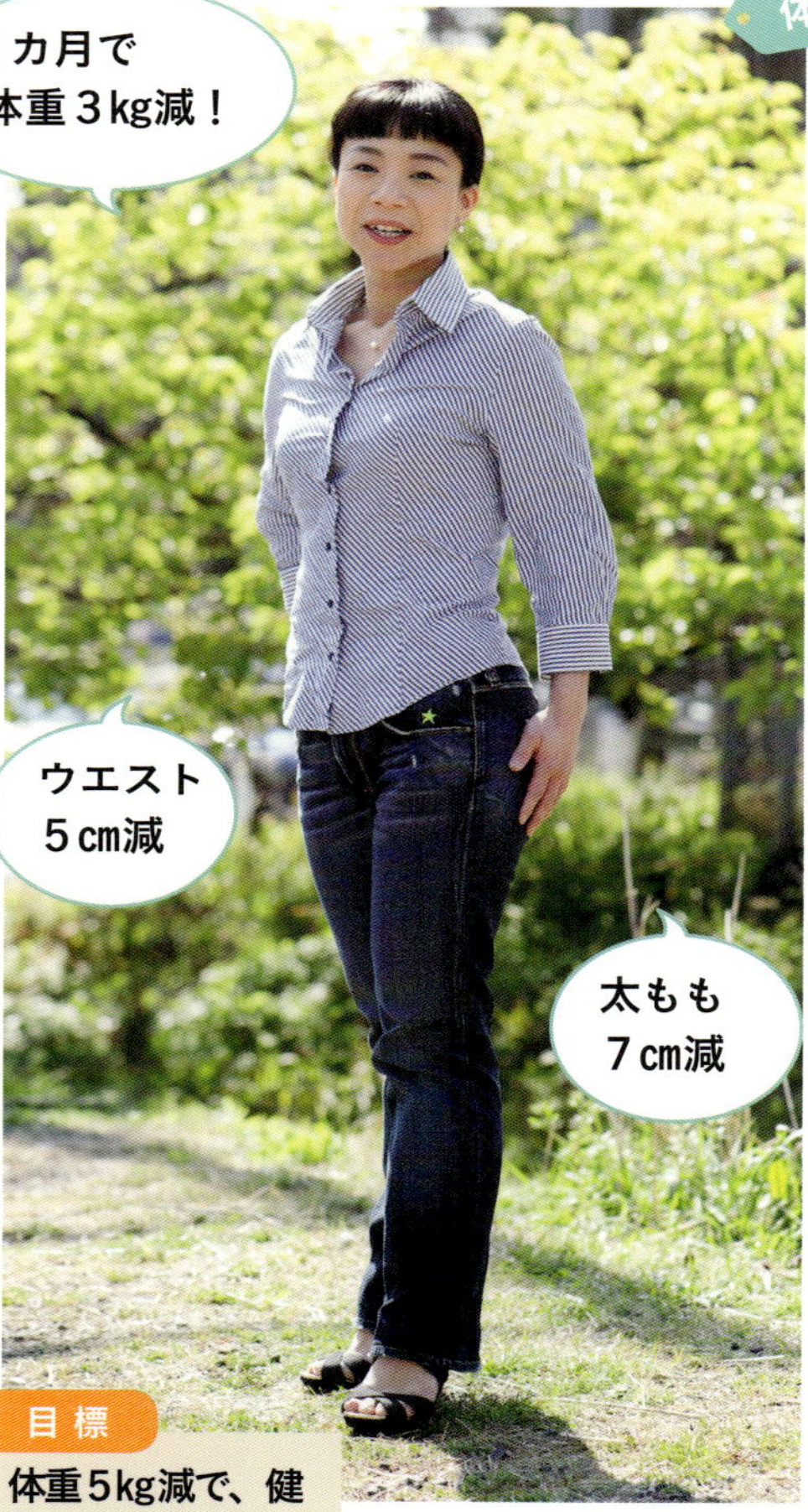

河路弘子さん　40歳　エステティシャン

1カ月で体重3kg減!

ウエスト5cm減

太もも7cm減

目標
体重5kg減で、健康維持とおしゃれを楽しむ!

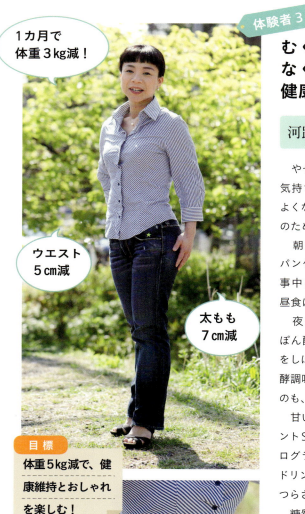

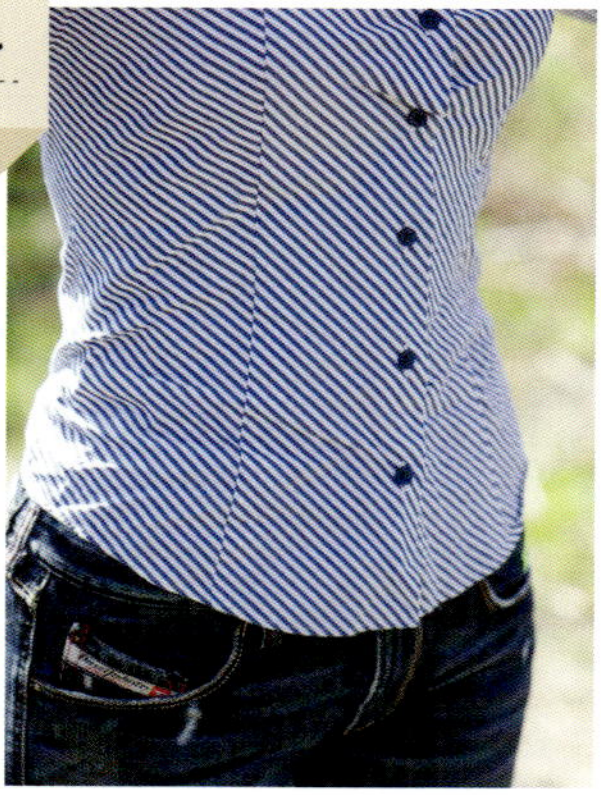

おなかまわりがスッキリして、ボディラインに沿った洋服も着られるように。太もももはなんと7cm減!

　やせておしゃれをしたい……という気持ちと、糖質制限をすると体調がよくなると聞いていたので、健康増進のためにダイエットを決意。

　朝は野菜スープに手作りのおからパンケーキなどの低糖質パンを。仕事中は定時に食事がとれないので、昼食は抜くことにしました。

　夜は鍋が大活躍。水炊きに市販のぽん酢は使わず、ゆずやかぼす果汁をしぼるのが定番。ほか、ひしお(発酵調味料)に肉や魚を漬けて焼いたものも、出番の多い料理でした。

　甘いものが食べたくなったら、ラカントSを使った手作りスイーツを。プログラムどおりにMCTオイル入りのドリンクを飲んでいたせいか、空腹のつらさはなし!

　糖質制限を始めて2週間ほどで、足のひどいむくみが解消。気分の起伏がなくなり、気持ちが安定したのもうれしい変化。体が軽くなったので、ランニングなど、健康の好循環が始まった感じです。

**食事内容**

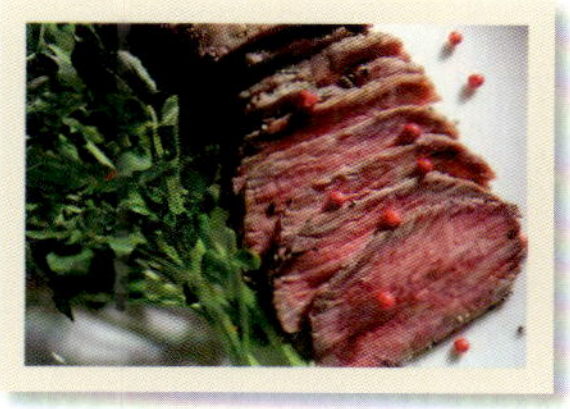

ひしおに漬けて焼いた、発酵ローストビーフ。肉の味わいが増しておすすめ！

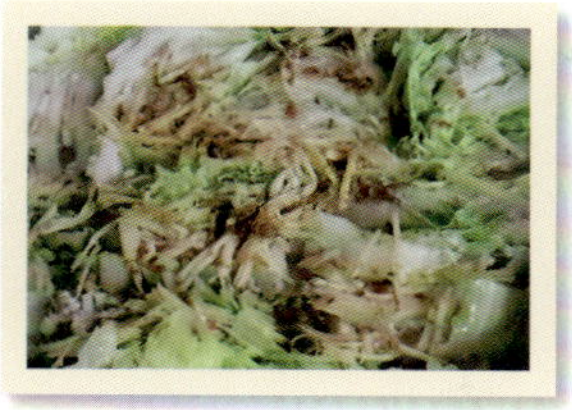

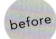

白菜と豚バラの鍋。鍋は野菜とたんぱく質がたっぷりとれるので糖質制限中に最適。

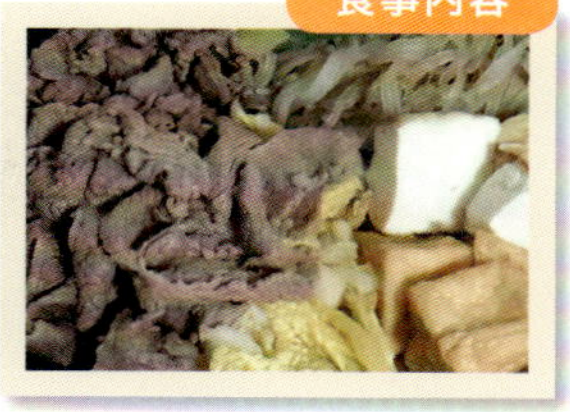

砂糖を使わず、ラカントSで甘みをつけたすき焼き。しっかり甘いから大満足！

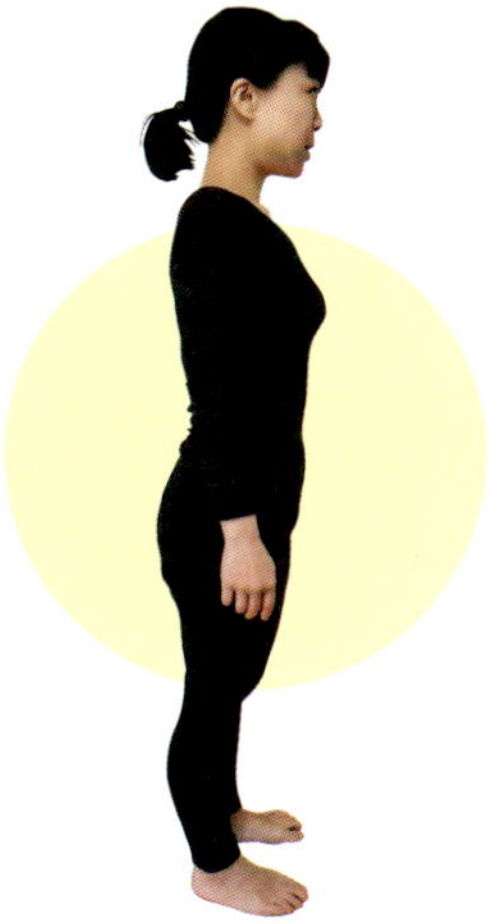

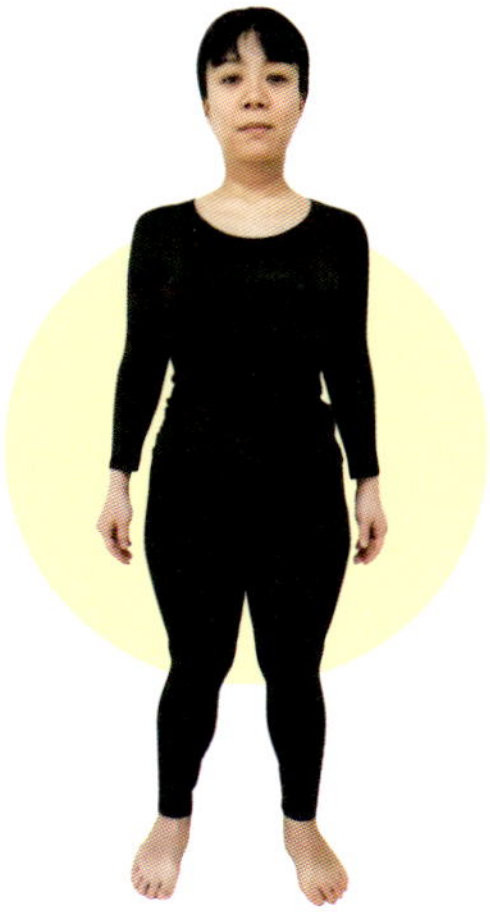

before

| | |
|---|---|
| 身長 | 151㎝ |
| **体重** | **53.3kg** |
| **体脂肪率** | **29.4％** |
| BMI | 23.3 |
| ウエスト | 69㎝ |
| ヒップ | 92㎝ |
| 太もも | 57㎝ |
| 足首 | 23㎝ |

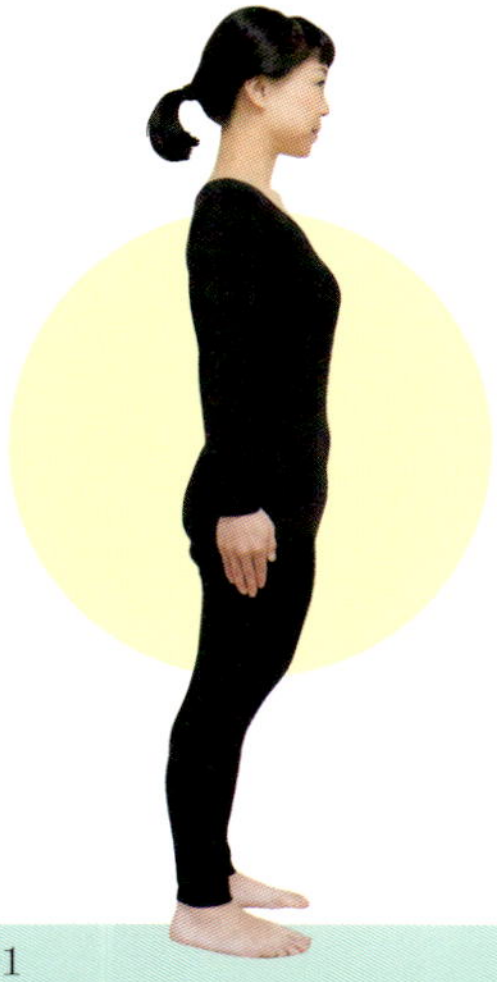

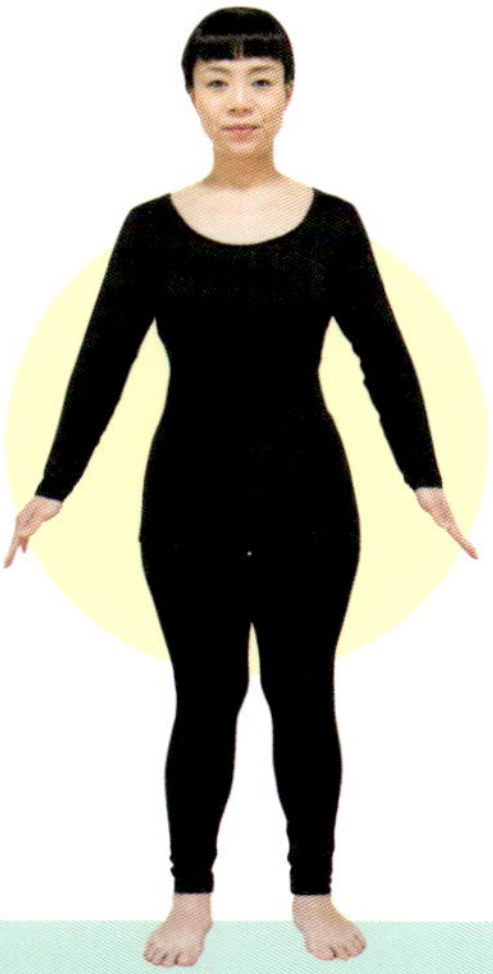

after

| | |
|---|---|
| **体重** | **50.3kg** |
| **体脂肪率** | **28.1％** |
| BMI | 22.1 |
| ウエスト | 64㎝ |
| ヒップ | 91㎝ |
| 太もも | 50㎝ |
| 足首 | 22.5㎝ |

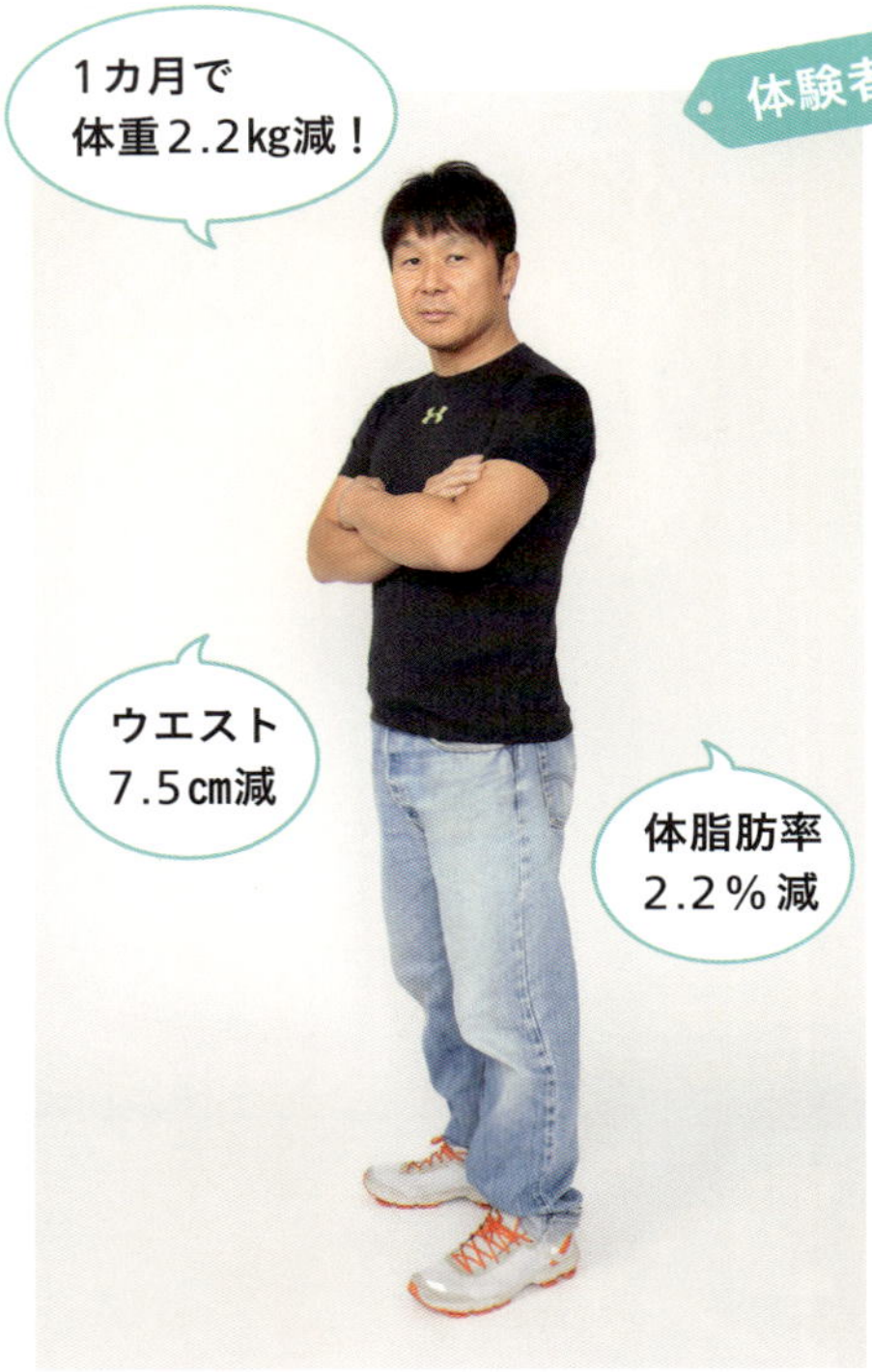
1カ月で
体重2.2kg減！
ウエスト
7.5cm減
体脂肪率
2.2％減

体験者4

# 筋肉を維持したまま、体脂肪やおなかまわりがしぼれた！

| | |
|---|---|
| 荒井求彰さん | 48歳 |
| | 会社員 |

以前カロリー制限で、体重100kg→75kgにした経験があります。しかし苦しいうえにリバウンドしてきたので、もっと長く続けられる方法として、糖質制限にトライしました。糖質1日90gまではOKなので、大好物のランチパック（毎朝1枚）とチーズが食べられたので苦しさゼロ！ それ以外は徹底的に糖質オフ。コンビニで調達できる食材が利用できるのが大きな手助けになり、1カ月で2.2kg減量しました。

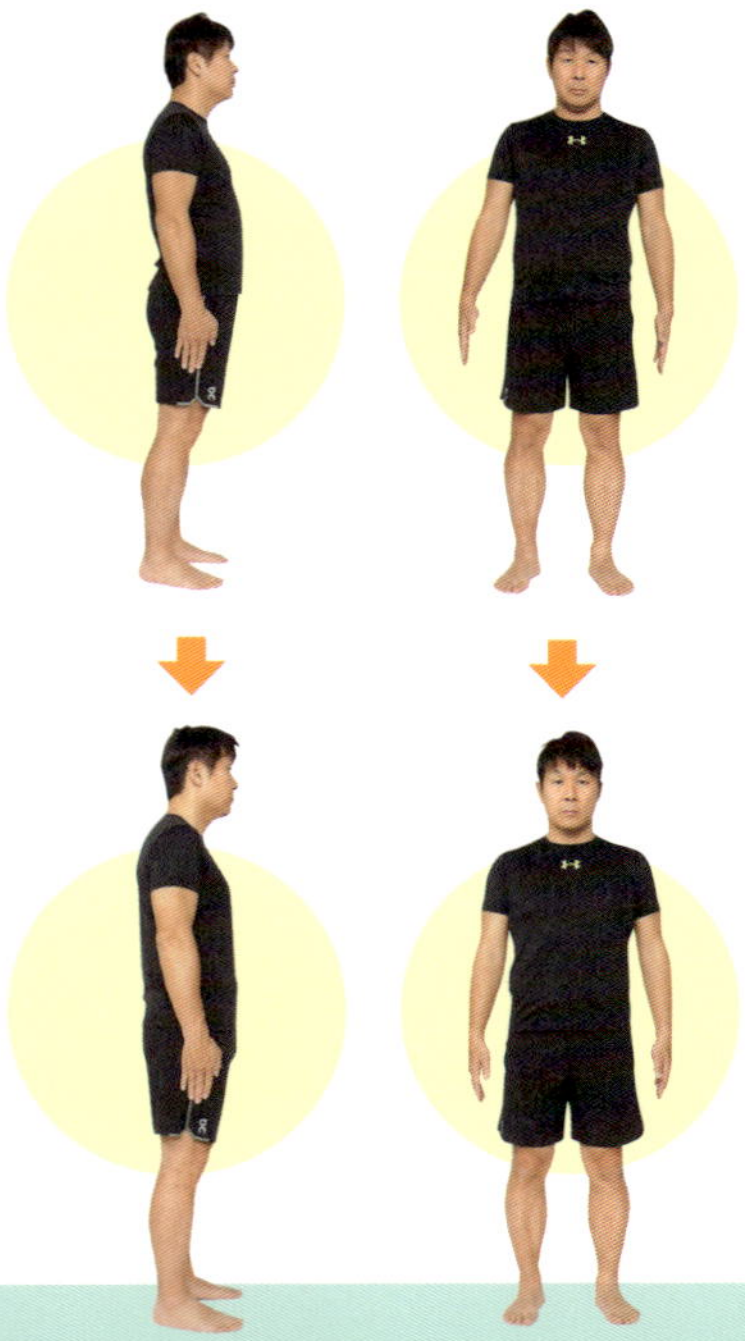

目標

ずっと続けられる食事療法を身につけたい。

Diet Data

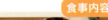

| | |
|---|---|
| **体重** | **2.2kg減** |
| **体脂肪率** | **2.2％減** |
| BMI | 0.3減 |
| ウエスト | 7.5cm減 |
| ヒップ | 変わらず |
| 太もも | 変わらず |
| 足首 | 変わらず |

食事内容

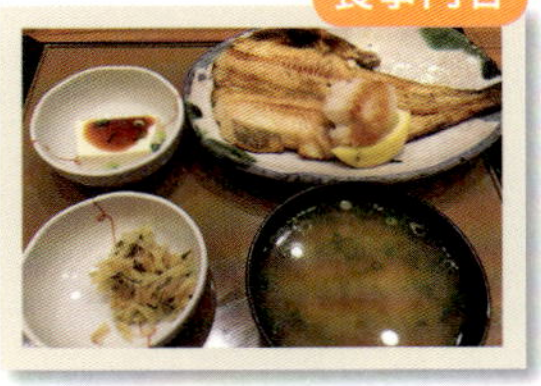

ほっけ定食のごはん抜き。糖質以外はしっかり食べたので、つらさはほとんどゼロ。

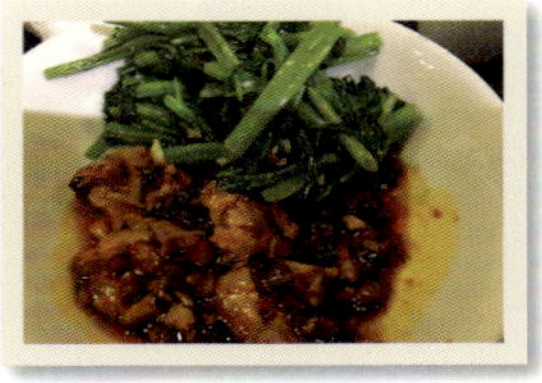

麻婆豆腐に空芯菜の炒め物。食事以外では、ジムでバイクと水泳で筋肉維持を。

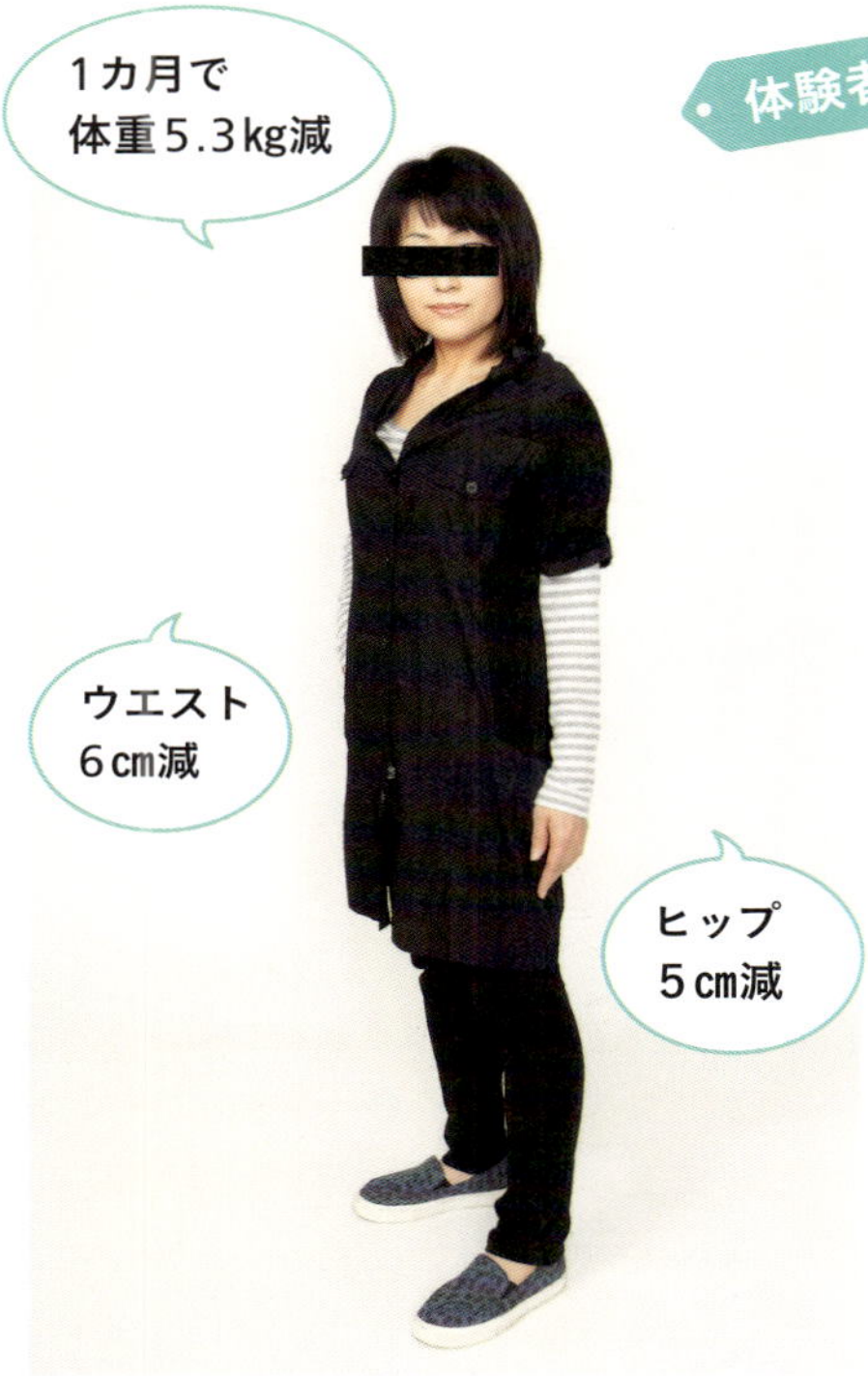
1カ月で
体重5.3kg減
ウエスト
6cm減
ヒップ
5cm減

体験者5

# 10カ月で9kg増えた体重。1カ月で5.3kg減量に成功！

| 川北裕子さん | 49歳 |
| --- | --- |
| | 会社員 |

足首を痛めたことで、趣味のランニングができなくなり、約10カ月で体重9kg増。去年着ていた洋服が入らなくなり、一念発起。大好きなパン、ラーメン、パスタをやめるのは正直つらかったのですが、しらたきのカルボナーラ、長崎ちゃんぽんの麺なしを食べて乗り切りました。飲み会ではビールやワインをやめて、ハイボールや焼酎に焼き鳥、もつ煮込みなどでストレス発散。元の体重に戻るまで、もうひと頑張りです。

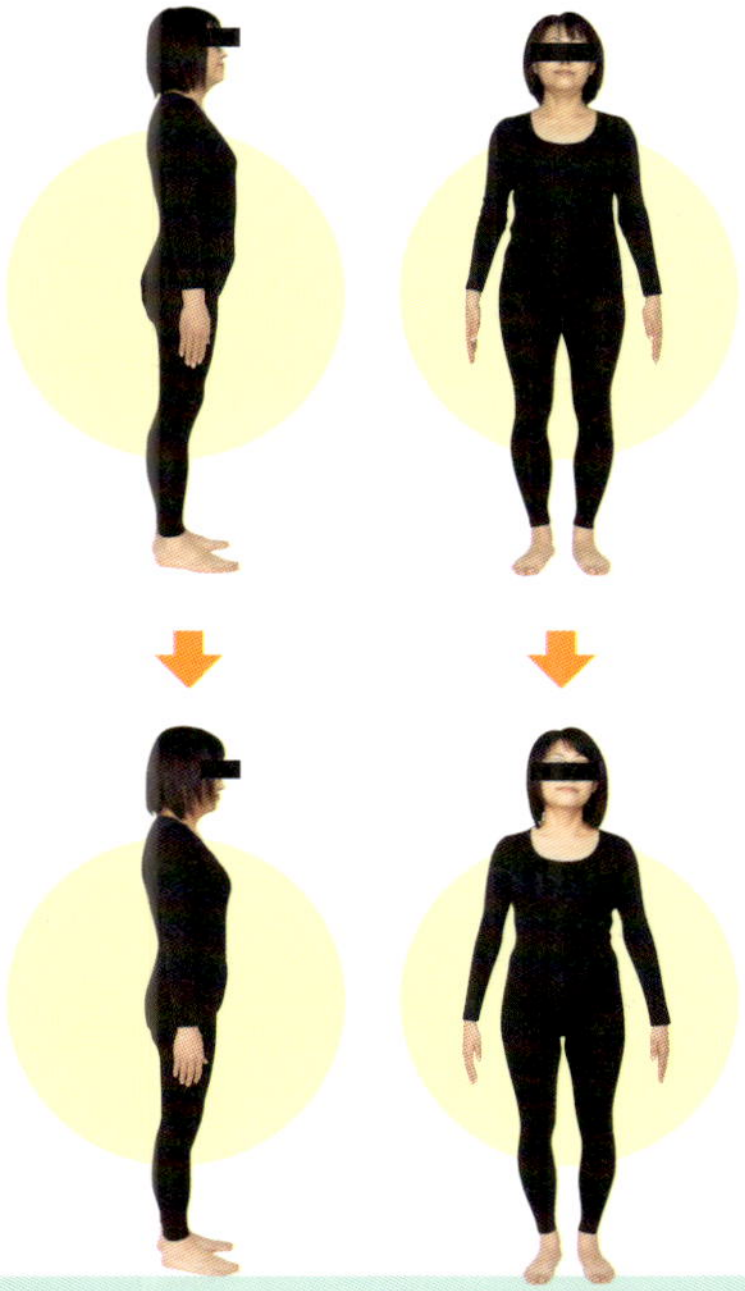

**目標**

**1年前の体型に戻してランニングを再開！**

**Diet Data**

| | |
| --- | --- |
| **体重** | **5.3kg減** |
| **体脂肪率** | **2.5％減** |
| BMI | 2減 |
| ウエスト | 6cm減 |
| ヒップ | 5cm減 |
| 太もも | 3cm減 |
| 足首 | 0.5cm減 |

**食事内容**

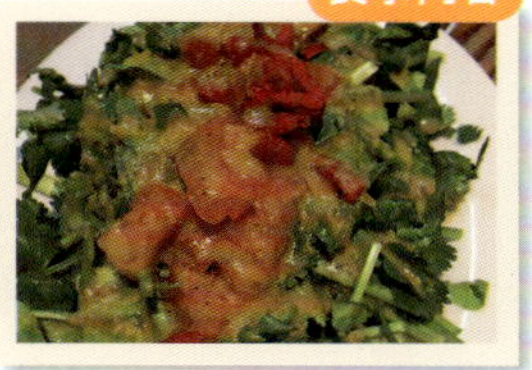

飲み会ではパクチーたっぷりサラダなどの野菜や、焼き鳥などの肉料理を中心に。

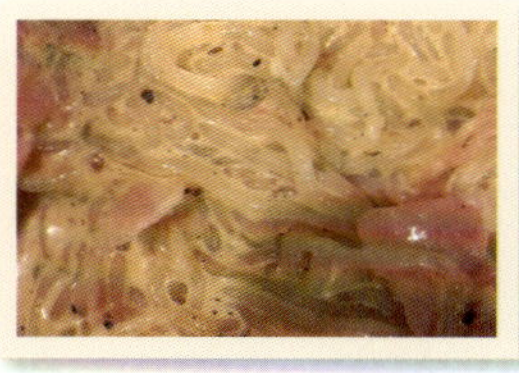

自炊のときはしらたきのカルボナーラがお気に入り。ランチや夕食に複数回登場。

体験者6

# 産後太りから脱出するため、生活を見直すいいきっかけに

| 久保正子さん | 34歳 |
| --- | --- |
| | 美容部員 |

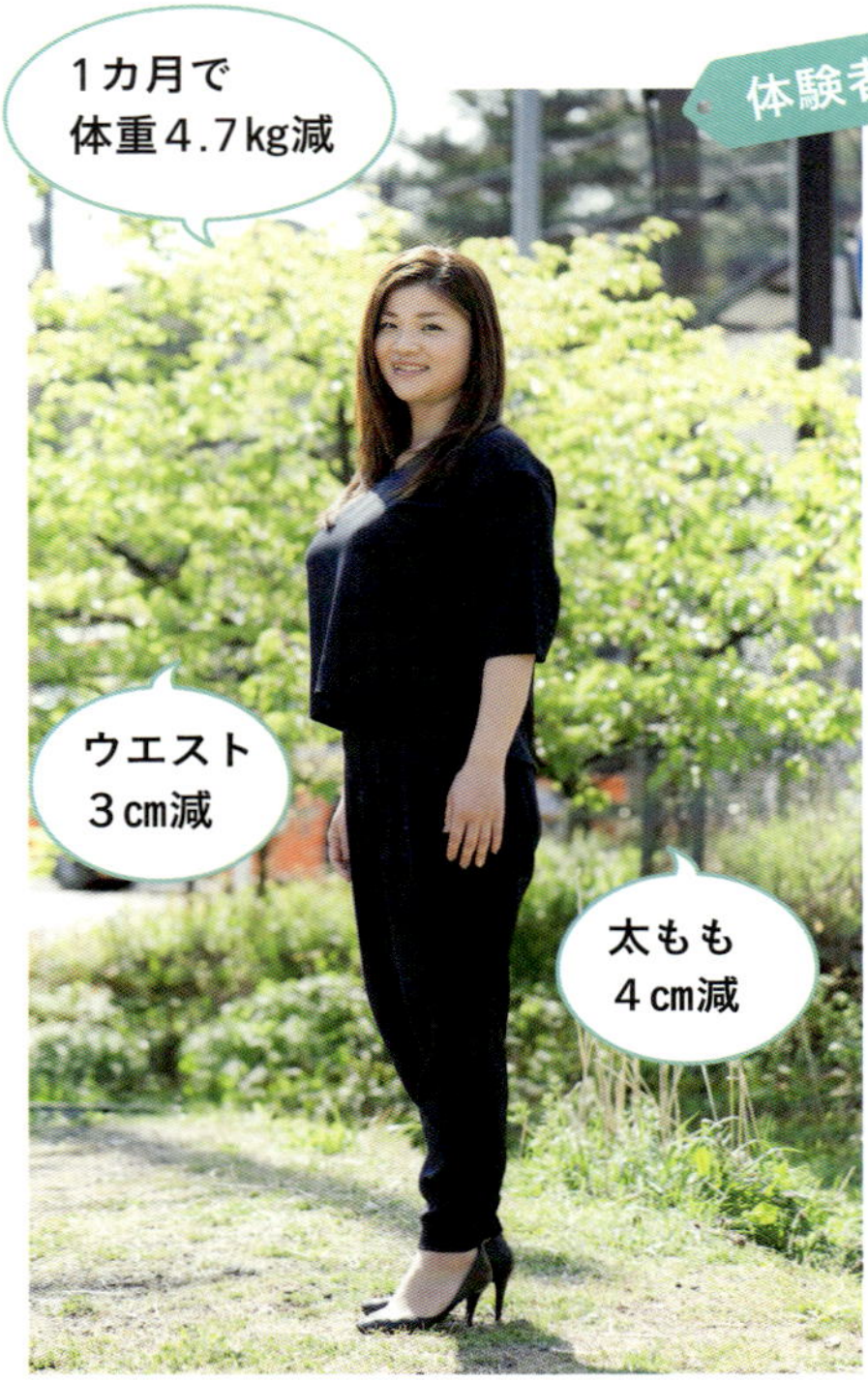
1カ月で
体重4.7kg減
ウエスト
3cm減
太もも
4cm減

出産後、5年間で体重10kg増。さすがにまずいと思い、糖質ダイエットにチャレンジ。時間があるときに、野菜やたこなど、低糖質の食材と調味料で常備菜を作りおきし、おからの煮物を白米がわりに。低糖質の料理をすること自体を楽しみながら、しっかり食べていたので、つらいことは一切ありませんでした。1カ月で体重4.7kg減、脚もやせたので、これからも続けて、元の体型に戻します。

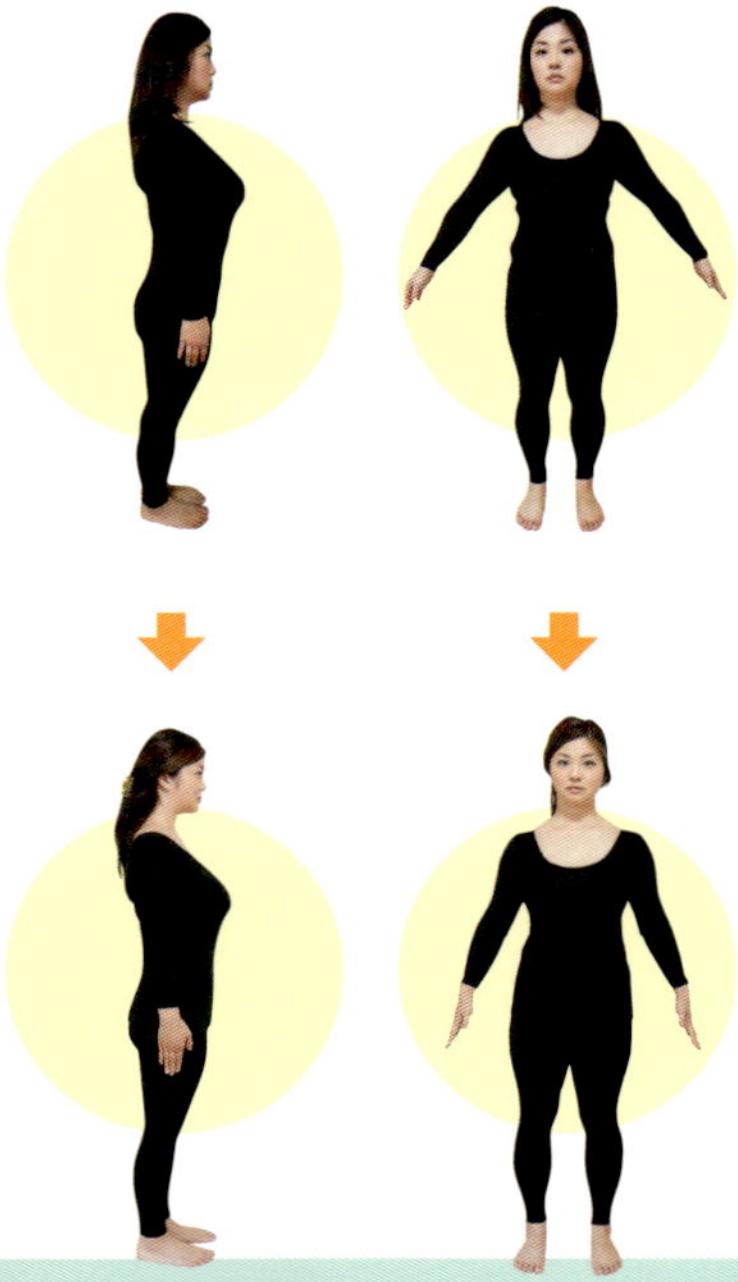

**目標**

産後太りを元に戻し、自信がもてる自分に。

**Diet Data**

| | |
| --- | --- |
| **体重** | **4.7kg減** |
| **体脂肪率** | **2.2％減** |
| BMI | 0.5減 |
| ウエスト | 3cm減 |
| ヒップ | 5cm減 |
| 太もも | 4cm減 |
| 足首 | 1.5cm減 |

**食事内容**

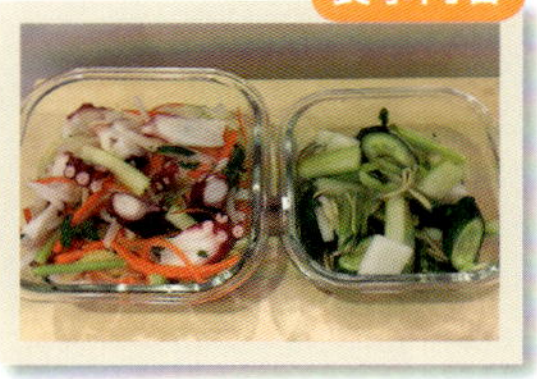

惣菜を作りおき。野菜とたこやいかを使ったマリネ、きゅうりの浅漬けは定番。

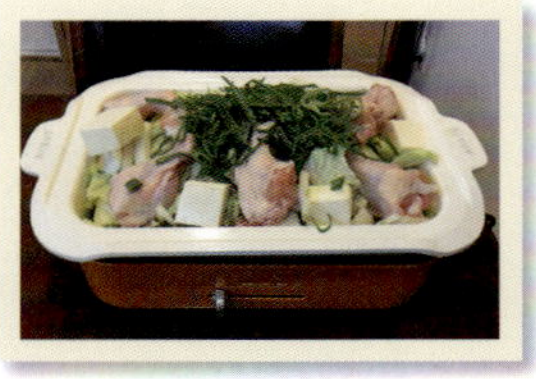

たんぱく質と野菜がたっぷりとれる鍋は大活躍。バリエーションも増えました。

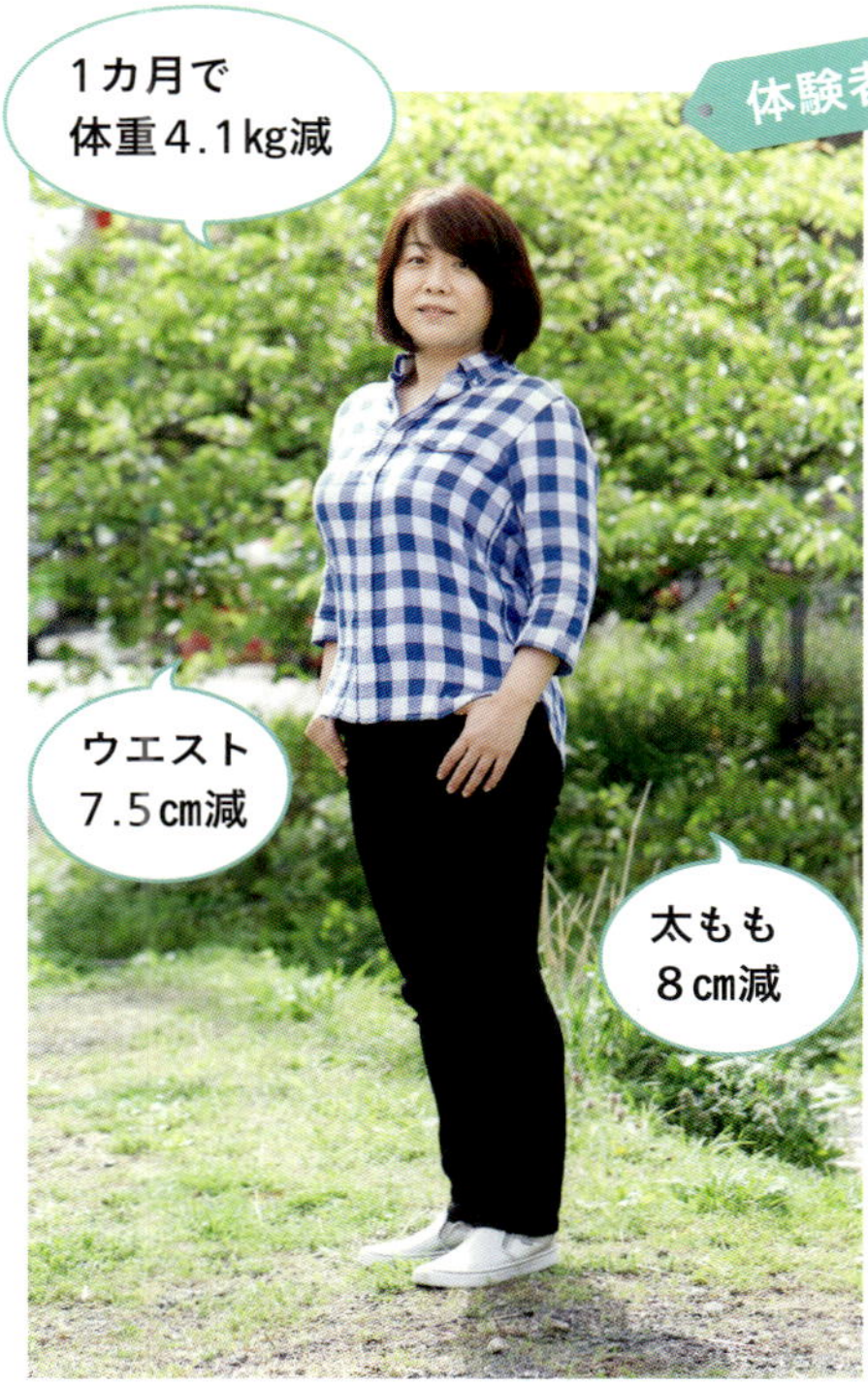
1カ月で
体重4.1kg減
ウエスト
7.5㎝減
太もも
8㎝減

体験者7

# 太ももが8㎝減！ あきらめていた 脚やせが実現した

| 小林洋子さん | 44歳 |
| --- | --- |
| | 会社員 |

好きな洋服でおしゃれしたり、ビキニも着たい……と10kg減を目標に。最初のごはんやパスタなど、主食の代替を探していたときは、食べるものに困りました。でも途中でそれをやめ、3食を具だくさんのスープにしたら、すごくラクに。むくみが解消したこともあり、太ももが8㎝もやせたのにはびっくり！ 体が軽く、買い物に歩いて行く習慣がつき、以前より活動的に。便秘の解消など、体調も万全です。

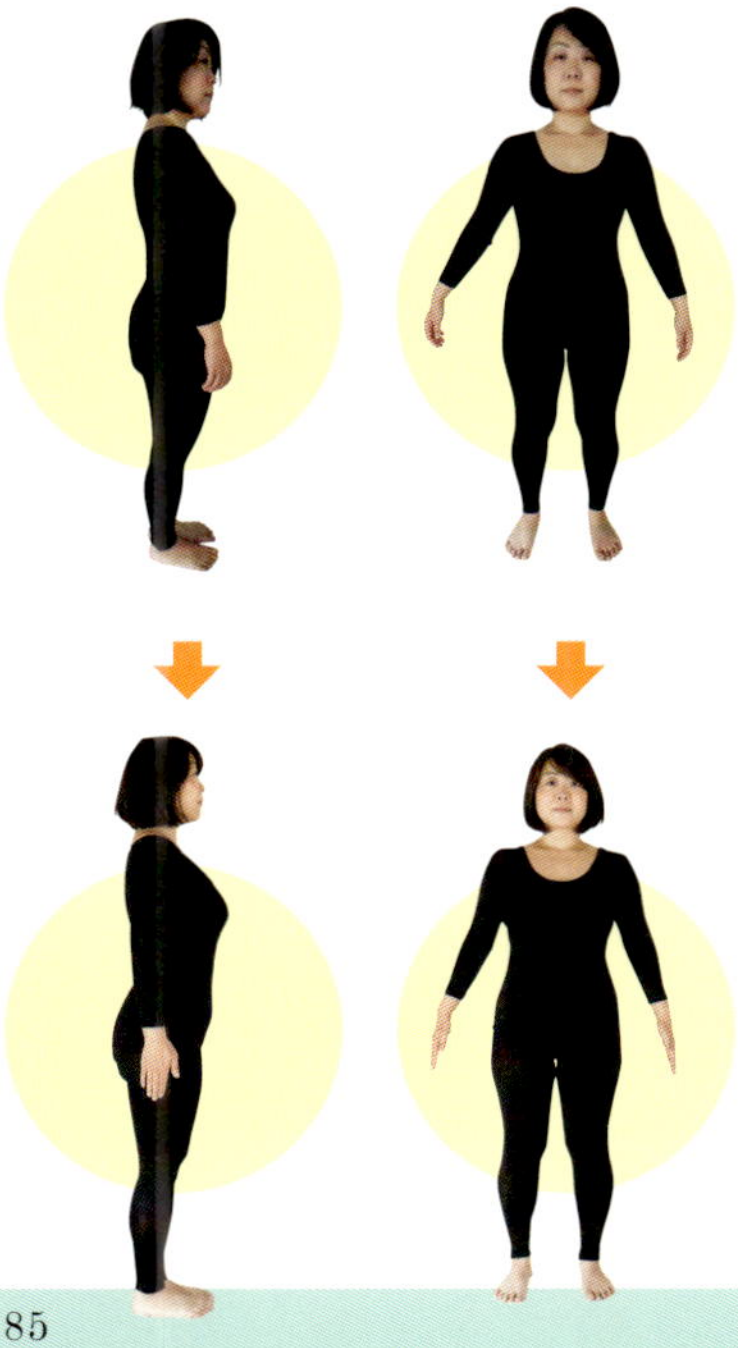

**目標**

**10kgやせて、ビキニが着られる体型に！**

Diet Data

| | |
| --- | --- |
| **体重** | **4.1kg減** |
| **体脂肪率** | **1.9%減** |
| BMI | 1.5減 |
| ウエスト | 7.5㎝減 |
| ヒップ | 2.5㎝減 |
| 太もも | 8㎝減 |
| 足首 | 1.5㎝減 |

食事内容

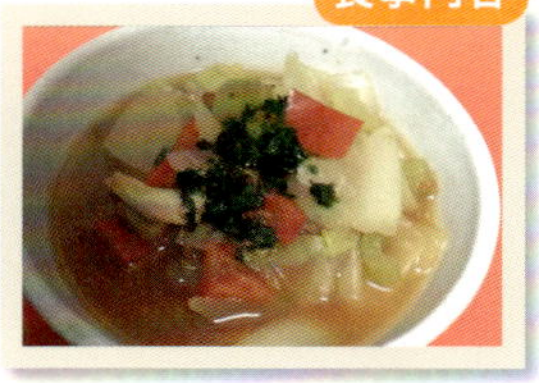

野菜やささ身をたっぷり入れたスープ。朝はこれに市販の低糖質パンをプラス。

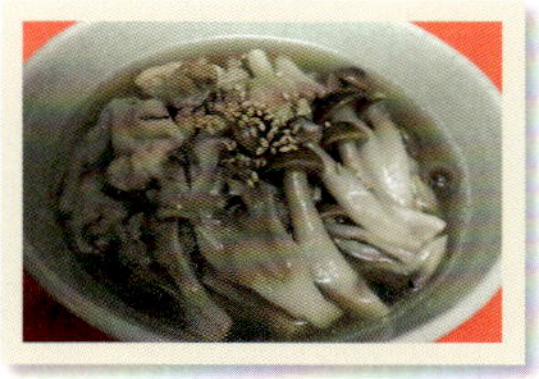

きのこと豚肉のスープは鍋のような感覚で。夜は糖質オフの発泡酒とともに。

体験者8

# 冷えや肌荒れも改善、花粉症が軽くなったのは驚き！

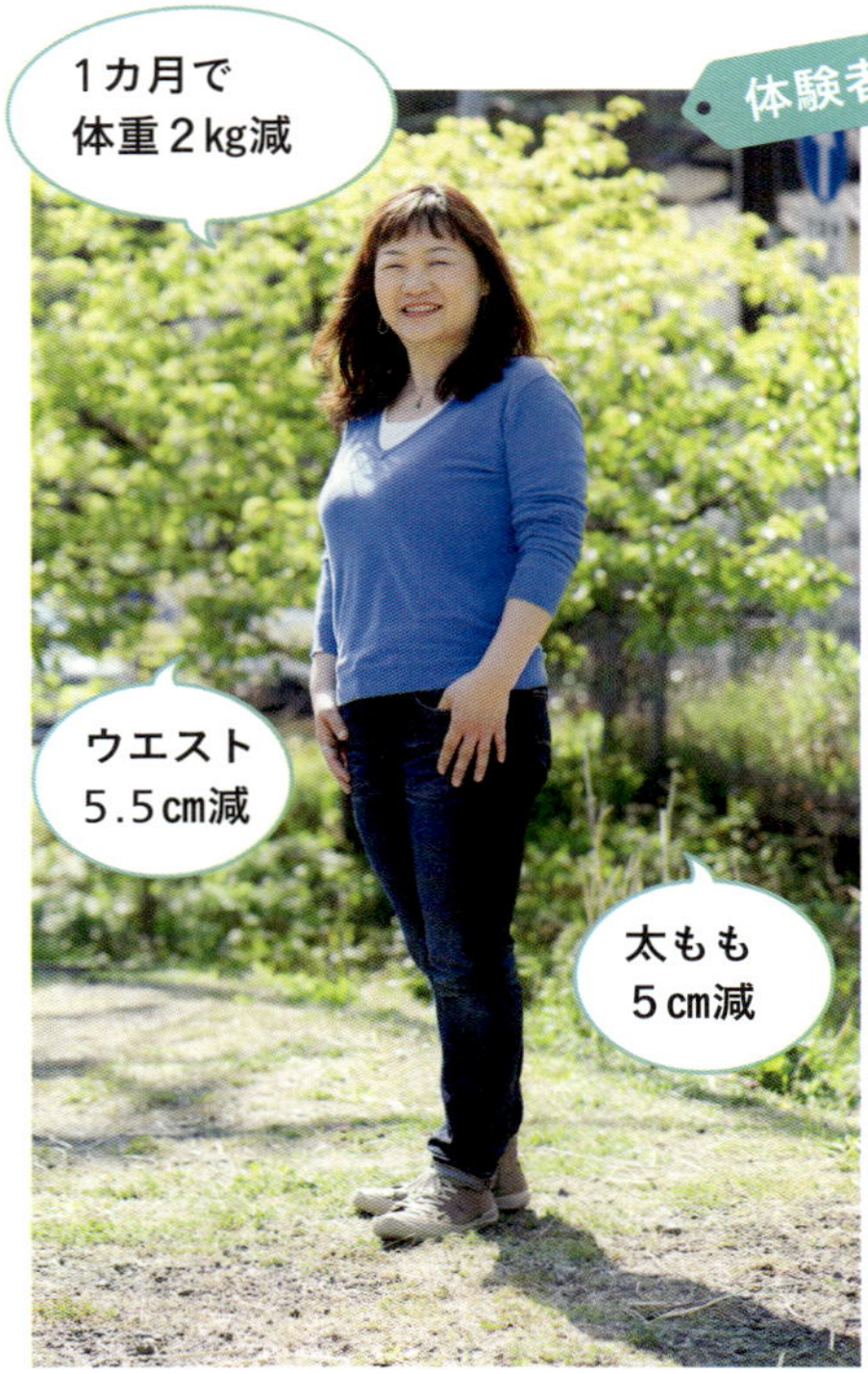
1カ月で
体重2kg減
ウエスト
5.5cm減
太もも
5cm減

| 梅村美佳さん | 50歳 |
| --- | --- |
| | 美容師 |

ここ1年ほど「ゆる糖質オフ」は実践していましたが、ここでしっかりダイエットしようと参戦。朝はおからパンにスープと納豆。昼はお弁当を持参して、白米のかわりに豆腐半丁に。夜はおかずと焼酎などのお酒を飲んでいたので、炭水化物を抜くのは簡単でした。やせたことに加え、花粉症が軽くなったのがなによりうれしい。肌の調子もよく、冷え性も改善。これならずっと糖質オフライフを続けられそうです。

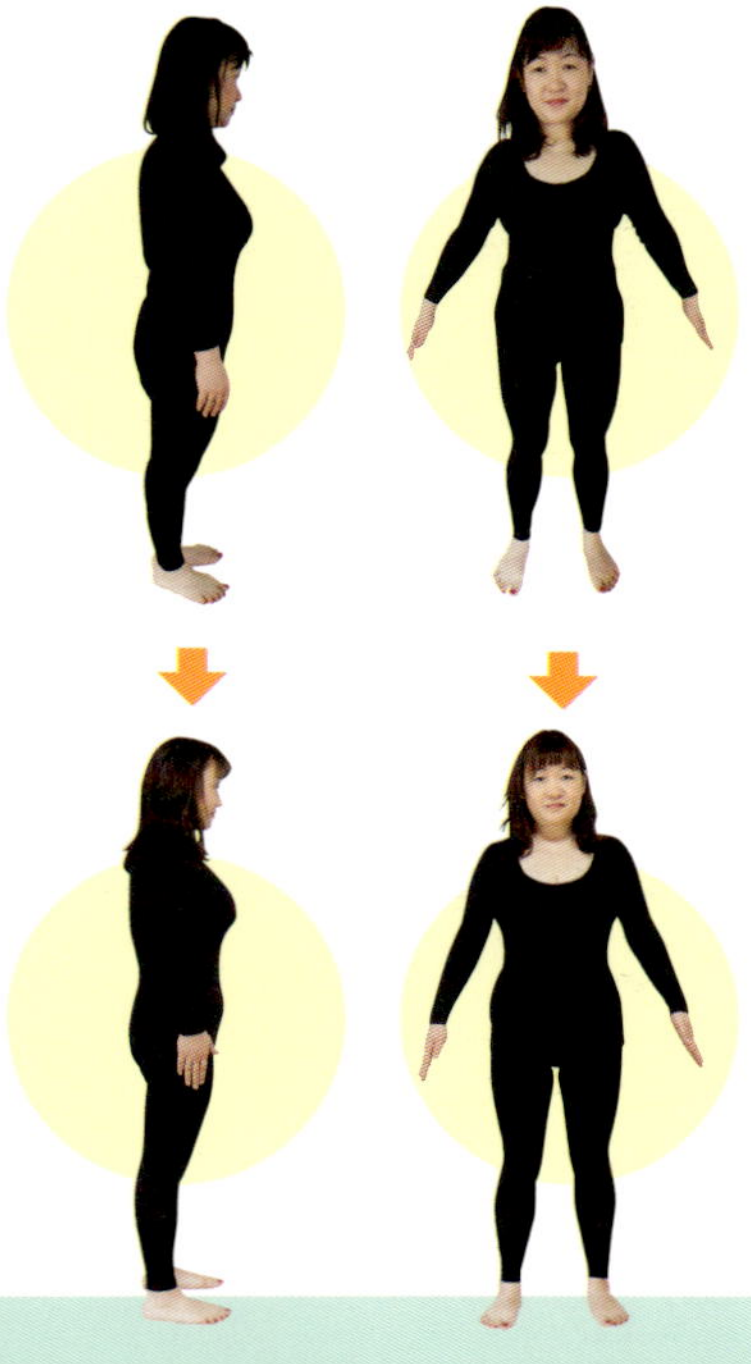

**目標**

**体重5〜6kg減を目指し、イキイキと健康に生きたい。**

**Diet Data**

| | |
| --- | --- |
| **体重** | **2kg減** |
| **体脂肪率** | **0.5%減** |
| BMI | 0.9減 |
| ウエスト | 5.5cm減 |
| ヒップ | 2cm減 |
| 太もも | 5cm減 |
| 足首 | 2cm減 |

食事内容

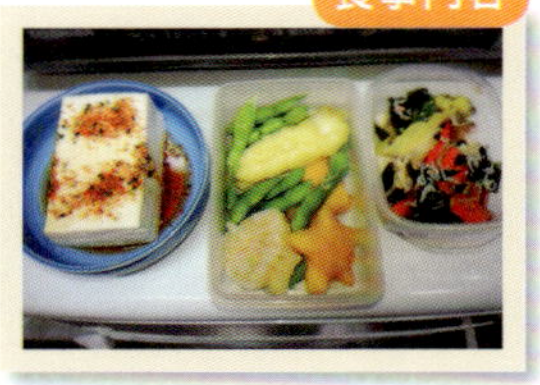

野菜の惣菜に白米のかわりは豆腐。鉄、ビタミンC、カルニチンのサプリも摂取。

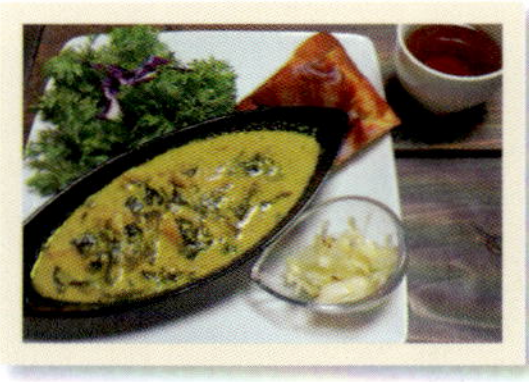

小麦粉を使わないカレーを低糖質パンで。スパイスはおいしい食のアクセント。

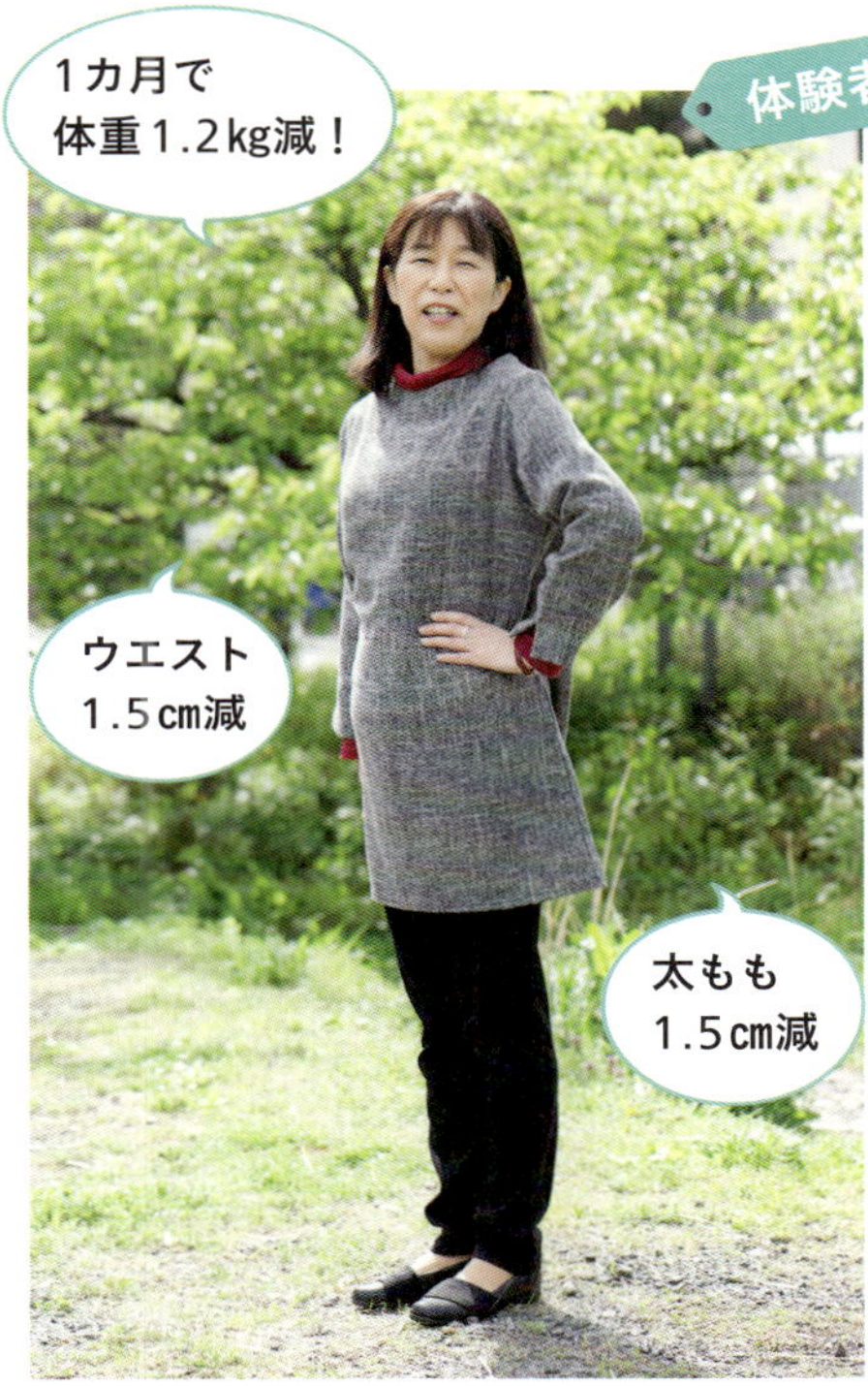
1カ月で
体重1.2kg減！
ウエスト
1.5㎝減
太もも
1.5㎝減

体験者9

# 1カ月では1kg減、半年トータルで8kgの減量に成功

| 佐々木悦子さん | 53歳 |
|---|---|
| | 保育士 |

今回の1カ月チャレンジでは体重1.2kgのやせ幅でしたが、半年前から「ゆる糖質オフ」を実践していて、トータルでは8kg減りました。体の厚みがなくなり、久々に鎖骨を見ました（笑）。仕事で昼は給食を食べなければならず、糖質オフは朝と夜。手作りのおからパンケーキを主食に、ひしおに漬けて焼いた肉や魚、野菜たっぷりスープが定番の食事。洋服がワンサイズ変わり、むくみや片頭痛がなくなったのもうれしい変化です。

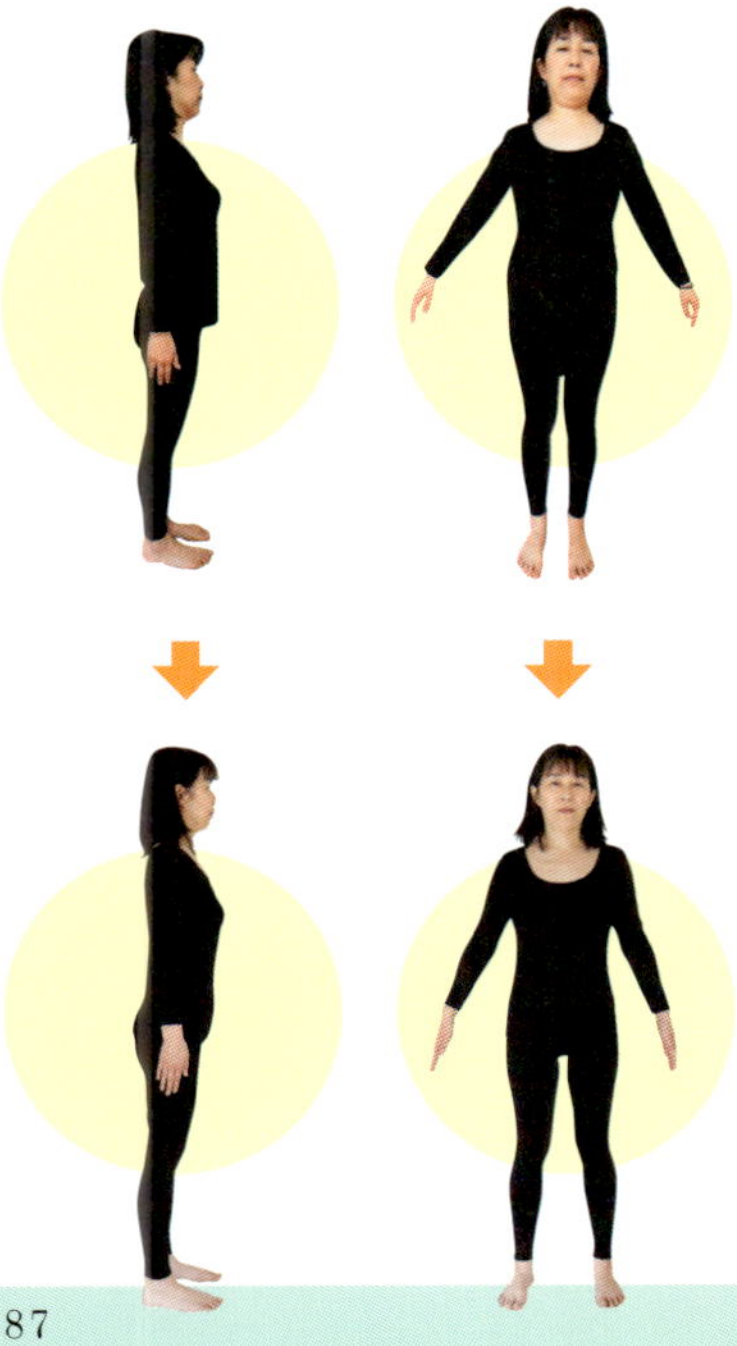

**目標**

**トータル8kg減で、おしゃれな服を着る。**

**Diet Data**

| | |
|---|---|
| **体重** | **1.2kg減** |
| **体脂肪率** | **1.2％減** |
| BMI | 0.4減 |
| ウエスト | 1.5㎝減 |
| ヒップ | 1.5㎝減 |
| 太もも | 1.5㎝減 |
| 足首 | 0.5㎝減 |

**食事内容**

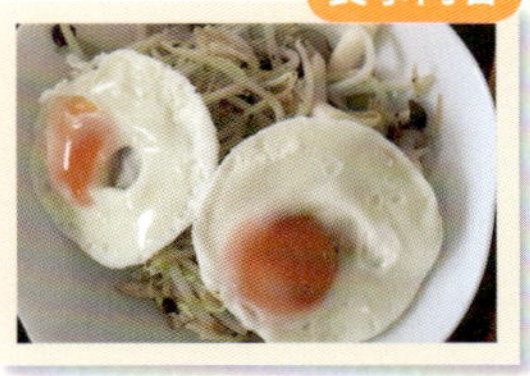

糖質オフした分、卵を2個にした朝食。もやしやきのこたっぷりで満腹感を。

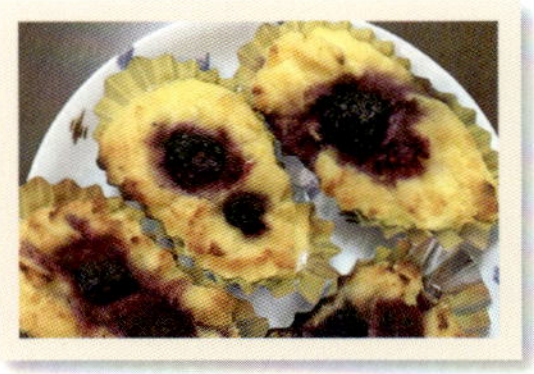

おからパンケーキにラズベリーを加えてアレンジ。朝と夜によく食べた一品。

# 糖質制限ダイエット 素朴な疑問 Q&A

Q & A

## Q1　糖質制限で低血糖にならない？

A　健康体（肝臓、腎臓、すい臓などに疾患がない）で正しく糖質制限を行えば、低血糖になることはありません。最初の3日ほどは、フラフラする感覚があるかもしれませんが、糖エネルギーから脂肪エネルギーに体が変われば、それもなくなります。糖質をとるとインスリンが分泌されて血糖値が下がります。体質や状況により血糖値を下げすぎることがあり、これが「反応性低血糖」で、めまい、動悸、頭痛、不安感などの症状が出ます。糖質制限中に急に大量に糖質を摂取してしまうと、この反応性低血糖を起こすことがあります。この場合も基本的に糖質制限を続けることで、解消するケースがほとんど。ただし、症状がひどい場合は、自己判断せず、糖質制限に理解のある医師に相談しましょう。

## Q2　脳がエネルギー不足にならない？

A　「脳へのエネルギーはブドウ糖だけ。だから糖質は必ず摂取しなければならない」というのが今までの定説でした。しかし、私たちの体は糖質をとらなくても、肝臓で糖を合成する糖新生という機能が備わっています。また糖質制限を続けていると、肝臓で脂肪酸の一部がケトン体に変わります。これが脳だけでなく、体内のあらゆる細胞（赤血球を除く）のエネルギー源になるので、脳や体がエネルギー不足にはなりません。

## Q3　今話題のロカボやMEC食ってなあに？

**A**　ロカボはローカーボハイドレイト（低炭水化物＝低糖質）が語源で、ローカーボからの造語。ゆるやかな糖質制限というニュアンスがあるようです。一方MEC食はMeat Egg Cheeseの頭文字をとった言葉。肉、卵、チーズを主にした糖質制限の食事療法のひとつ。同じ糖質制限でも、食べてOK、NGの食材、糖質を何gに制限するかなど、推奨する内容が微妙に違います。自分でとり入れやすいものを選ぶといいでしょう。

## Q4　糖質と糖類はどう違うのですか？

**A**　糖類は糖質の中の一部で、単糖類（ブドウ糖、果糖など）や二糖類（砂糖、乳糖など）のことをさします。「糖類0」「無糖」と表記されたものは、この糖類が含まれていないという意味で、糖類以外の糖質が含まれていることがほとんど。食品を選ぶときは、「糖質0」「糖質オフ」と表記されたものを選ぶのが正解です。

### 糖質と糖類の違い

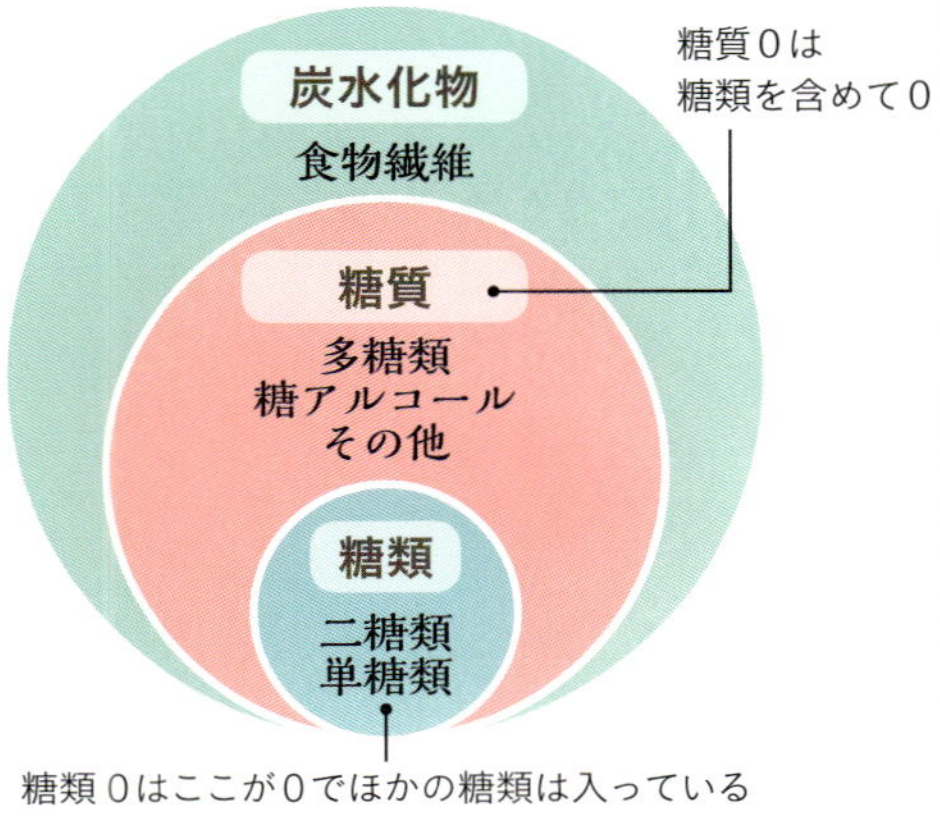


## Q5　肉&卵食で高コレステロールが心配

**A**　コレステロールは体に不可欠。その80％は肝臓で合成され、残りが食品からとるものです。食事でとりすぎても、肝臓での合成が抑えられるので問題ありません。ただし、血管に狭窄がある人は専門医に相談を。

# 食材の糖質リスト

食品の糖質量をチェックする習慣をつけましょう。

参考／文部科学省『日本食品標準成分表（2015年版（七訂））追補 2016年

| 食品名 | 常用量（g） | 糖質量（g） | 100gあたりの糖質量 |
|---|---|---|---|
| はるさめ（ゆで） | 10 | 1.97 | 19.7 |
| **粉・粉製品** | | | |
| ぎょうざの皮 | 6（1枚） | 3.624 | 60.4 |
| しゅうまいの皮 | 3（1枚） | 1.836 | 61.2 |
| ピザ生地 | 100（小1枚） | 53.2 | 53.2 |
| 小麦粉（薄力粉） | 9（大さじ1） | 7.227 | 80.3 |
| パン粉（乾） | 3（大さじ1） | 2.058 | 68.6 |
| **豆類・大豆製品** | | | |
| ゆであずき缶詰 | 50 | 23.85 | 47.7 |
| 国産黄大豆（ゆで） | 50 | 0.8 | 1.6 |
| 木綿豆腐 | 135（½丁） | 0.945 | 0.7 |
| 絹ごし豆腐 | 135（½丁） | 1.215 | 0.9 |
| 油揚げ（生） | 30（1枚） | 0.15 | 0.5 |
| いんげん豆（ゆで） | 50 | 8.45 | 16.9 |
| 青えんどう（ゆで） | 50 | 9.4 | 18.8 |
| 糸引き納豆 | 50（1パック） | 0.15 | 0.3 |
| おから（生） | 40 | 0.24 | 0.6 |
| 調整豆乳 | 200 | 3.8 | 1.9 |

| 食品名 | 常用量（g） | 糖質量（g） | 100gあたりの糖質量 |
|---|---|---|---|
| **米・ごはん** | | | |
| ごはん（白米） | 150（約1膳） | 57.15 | 38.1 |
| ごはん（玄米） | 150（約1膳） | 52.65 | 35.1 |
| おにぎり | 100（1個） | 39.7 | 39.7 |
| **パン・麺類** | | | |
| 食パン | 60（6枚切1枚） | 29.46 | 49.1 |
| フランスパン | 30（1切れ） | 19.17 | 63.9 |
| うどん（ゆで） | 250 | 53.5 | 21.4 |
| そうめん・ひやむぎ（ゆで） | 100 | 25.6 | 25.6 |
| 中華麺（ゆで） | 200 | 55.4 | 27.7 |
| スパゲッティ（ゆで） | 240 | 74.88 | 31.2 |
| そば（ゆで） | 200 | 54 | 27.0 |
| **いも類・でんぷん類** | | | |
| さつまいも（生） | 50 | 15.45 | 30.9 |
| 里いも（生） | 50 | 5.6 | 11.2 |
| じゃがいも（生） | 60（½個） | 10.14 | 16.9 |
| ながいも（生） | 50 | 7.05 | 14.1 |
| しらたき | 100 | 0.1 | 0.1 |

| 食品名 | 常用量（g） | 糖質量（g） | 100gあたりの糖質量 |
|---|---|---|---|
| 小松菜（生） | 80 | 0.24 | 0.3 |
| 春菊（生） | 80 | 0.32 | 0.4 |
| ズッキーニ（生） | 100 | 1.5 | 1.5 |
| セロリ（生） | 50 | 0.7 | 1.4 |
| 大根（根・生） | 100 | 2.7 | 2.7 |
| 玉ねぎ（生） | 100 | 7.0 | 7.0 |
| とうもろこし（生） | 100 | 12.5 | 12.5 |
| トマト（生） | 150（中1個） | 4.65 | 3.1 |
| なす（生） | 100 | 2.6 | 2.6 |
| にんじん（生） | 30 | 1.77 | 5.9 |
| にんにく（生） | 7 | 0.077 | 1.1 |
| 長ねぎ（生） | 50 | 1.8 | 3.6 |
| 白菜（生） | 100 | 2.0 | 2.0 |
| 青ピーマン（生） | 25（1個） | 0.575 | 2.3 |
| ブロッコリー（生） | 50 | 0.75 | 1.5 |
| ほうれん草（生） | 50 | 0.15 | 0.3 |
| 大豆もやし（生） | 50 | 0.3 | 0.6 |
| レタス（生） | 20 | 0.34 | 1.7 |

| 食品名 | 常用量（g） | 糖質量（g） | 100gあたりの糖質量 |
|---|---|---|---|
| **種実類** | | | |
| アーモンド（フライ・味つき） | 50 | 2.75 | 5.5 |
| カシューナッツ（フライ・味つき） | 50 | 9.3 | 18.6 |
| くるみ（いり） | 10 | 0.28 | 2.8 |
| ごま（乾） | 5 | 0.05 | 1.0 |
| 落花生（いり） | 50 | 5.5 | 11.0 |
| ピスタチオ（いり） | 50 | 4.1 | 8.2 |
| バターピーナツ | 40 | 3.6 | 9.0 |
| **野菜類** | | | |
| アスパラ（生） | 30 | 0.63 | 2.1 |
| 枝豆（生） | 50 | 2.35 | 4.7 |
| オクラ（生） | 20 | 0.38 | 1.9 |
| かぶ（根・皮つき生） | 50 | 1.5 | 3.0 |
| 日本かぼちゃ（生） | 50 | 4.15 | 8.3 |
| カリフラワー（生） | 50 | 1.6 | 3.2 |
| キャベツ（生） | 50（1枚） | 1.75 | 3.5 |
| きゅうり（生） | 50（½本） | 1.0 | 2.0 |
| ごぼう（生） | 50（⅓本） | 0.55 | 1.1 |

| 食品名 | 常用量（g） | 糖質量（g） | 100gあたりの糖質量 |
|---|---|---|---|
| えのきだけ（生） | 20 | 0.2 | 1.0 |
| しいたけ（生） | 15（1本） | 0.09 | 0.6 |
| しいたけ（乾） | 2（中1枚） | 0.236 | 11.8 |
| ぶなしめじ（生） | 20 | 0.26 | 1.3 |
| なめこ（生） | 20 | 0.48 | 2.4 |
| エリンギ（生） | 20 | 0.6 | 3.0 |
| まいたけ（生） | 20 | 0.06 | 0.3 |
| マッシュルーム（生） | 20 | 0.02 | 0.1 |
| **海藻類** | | | |
| 干しひじき（乾） | 10 | 0.04 | 0.4 |
| もずく（塩抜き） | | 0 | 0 |
| カットわかめ | | 0 | 0 |
| **肉類・肉加工品** | | | |
| 牛肩ロース（生・赤肉） | 100 | 0.2 | 0.2 |
| 牛サーロイン（生・赤肉） | 100 | 0.4 | 0.4 |
| 牛ヒレ（生・赤肉） | 100 | 0.3 | 0.3 |
| 牛タン（生） | 50 | 0.1 | 0.2 |
| ローストビーフ | 50（2～3枚） | 0.45 | 0.9 |

| 食品名 | 常用量（g） | 糖質量（g） | 100gあたりの糖質量 |
|---|---|---|---|
| れんこん（生） | 30 | 4.26 | 14.2 |
| **果物類** | | | |
| アボカド | 80 | 0.64 | 0.8 |
| いちご | 80（5粒） | 4.88 | 6.1 |
| 温州みかん | 100（1個） | 9.2 | 9.2 |
| 甘柿 | 200（1個） | 26.6 | 13.3 |
| キウイフルーツ | 100（1個） | 9.8 | 9.8 |
| グレープフルーツ | 150（½個） | 11.25 | 7.5 |
| レモン（全果） | 60（½個） | 1.56 | 2.6 |
| すいか | 200 | 15.2 | 7.6 |
| なし（国産） | 100（½個） | 8.3 | 8.3 |
| パイナップル | 100 | 11.3 | 11.3 |
| バナナ | 100（1本） | 19.4 | 19.4 |
| ぶどう | 100（1房） | 14.4 | 14.4 |
| メロン（温室） | 100 | 9.6 | 9.6 |
| 桃 | 170（1個） | 14.28 | 8.4 |
| りんご（皮むき） | 150（½個） | 18.6 | 12.4 |
| **きのこ類** | | | |

| 食品名 | 常用量（g） | 糖質量（g） | 100gあたりの糖質量 |
|---|---|---|---|
| しじみ | 30 | 1.35 | 4.5 |
| あさり | 30 | 0.12 | 0.4 |
| 焼きちくわ | 30（小1本） | 4.05 | 13.5 |
| はんぺん | 50（½個） | 5.7 | 11.4 |
| 蒸しかまぼこ | 30（2枚） | 2.91 | 9.7 |
| **乳製品** | | | |
| 普通の牛乳 | 200（コップ1杯） | 9.4 | 4.7 |
| 加工乳（低脂肪） | 200（コップ1杯） | 10.2 | 5.1 |
| 生クリーム（乳脂肪） | 100（½パック） | 2.7 | 2.7 |
| ホイップクリーム | 100 | 13.0 | 13.0 |
| ヨーグルト（全脂無糖） | 100 | 3.9 | 3.9 |
| プロセスチーズ | 10 | 0.01 | 0.1 |
| **調味料** | | | |
| ウスターソース | 5（小さじ1） | 1.315 | 26.3 |
| 中農ソース | 5（小さじ1） | 1.49 | 29.8 |
| 濃口しょうゆ | 5（小さじ1） | 0.08 | 1.6 |
| 本みりん | 5（小さじ1） | 1.34 | 26.8 |
| 固形ブイヨン | 5 | 2.09 | 41.8 |

| 食品名 | 常用量（g） | 糖質量（g） | 100gあたりの糖質量 |
|---|---|---|---|
| 豚ロース（生・赤肉） | 100 | 0.3 | 0.3 |
| 豚ヒレ（生・赤肉） | 100 | 0.3 | 0.3 |
| とんカツ（赤肉） | 100 | 15.6 | 15.6 |
| ロースハム | 20 | 0.26 | 1.3 |
| ベーコン | 20 | 0.06 | 0.3 |
| ウインナソーセージ | 20 | 0.6 | 3.0 |
| 焼き豚 | 20 | 1.02 | 5.1 |
| 鶏もも（生・皮つき） | | 0 | 0 |
| ささ身（生） | | 0 | 0 |
| 鶏卵（生・全卵） | 50（1個） | 0.15 | 0.3 |
| **魚介類・魚介加工品** | | | |
| あじ（開き干し） | 70 | 0.07 | 0.1 |
| うなぎ（かば焼き） | 60 | 1.86 | 3.1 |
| かつお（生・春どり） | 50（刺身4切） | 0.05 | 0.1 |
| 紅ざけ（生） | 100 | 0.1 | 0.1 |
| さんま（生） | 85（1尾） | 0.085 | 0.1 |
| 黒まぐろ | 50（刺身4切） | 0.05 | 0.1 |
| 牡蠣（生） | 15 | 0.705 | 4.7 |

| 食品名 | 常用量（g） | 糖質量（g） | 100gあたりの糖質量 |
|---|---|---|---|
| ワイン（白） | 100（グラス1杯） | 1.1 | 1.1 |
| ワイン（赤） | 100（グラス1杯） | 0.2 | 0.2 |
| ワイン（ロゼ） | 100（グラス1杯） | 2.5 | 2.5 |
| 焼酎（甲類） | | 0 | 0 |
| 紹興酒 | 100（グラス1杯） | 5.1 | 5.1 |
| ウイスキー | | 0 | 0 |
| ブランデー | | 0 | 0 |
| ウオツカ | | 0 | 0 |
| ジン | 30 | 0.03 | 0.1 |
| ラム | 30 | 0.03 | 0.1 |
| 梅酒 | 30 | 6.21 | 20.7 |
| 果実色飲料 | 100（グラス1杯） | 12.8 | 12.8 |
| コーラ | 100（グラス1杯） | 12.2 | 12.2 |
| **菓子類** | | | |
| しょうゆせんべい | 10（中1枚） | 8.84 | 88.4 |
| 大福もち | 50（中1個） | 26.65 | 53.3 |
| ショートケーキ（果物なし） | 100（1個） | 44.0 | 44.0 |
| レアチーズケーキ | 100（1個） | 21.7 | 21.7 |

| 食品名 | 常用量（g） | 糖質量（g） | 100gあたりの糖質量 |
|---|---|---|---|
| めんつゆ（ストレート） | 100 | 8.7 | 8.7 |
| ぽん酢しょうゆ | 5（小さじ1） | 0.4 | 8.0 |
| トマトケチャップ | 5（小さじ1） | 1.215 | 24.3 |
| フレンチドレッシング | 15（大さじ1） | 0.885 | 5.9 |
| マヨネーズ（全卵型） | 15（大さじ1） | 0.675 | 4.5 |
| 甘みそ | 15（大さじ1） | 4.845 | 32.3 |
| 淡色辛みそ | 15（大さじ1） | 1.785 | 11.9 |
| カレールウ | 25 | 10.25 | 41.0 |
| 顆粒中華だし | 5 | 1.83 | 36.6 |
| 米酢 | 5 | 0.37 | 7.4 |
| バルサミコ酢 | 5 | 0.82 | 16.4 |
| すし酢（ちらし用） | 50 | 17.45 | 34.9 |
| ごまだれ | 15（大さじ1） | 4.515 | 30.1 |
| 酢みそ | 15（大さじ1） | 6.3 | 42.0 |
| **アルコール類・飲み物** | | | |
| 清酒（普通酒） | 180（1合） | 4.5 | 2.5 |
| ビール（淡色） | 350（1缶） | 10.85 | 3.1 |
| 発泡酒 | 350（1缶） | 12.6 | 3.6 |

## 本書掲載商品のお問い合わせ先

アビオス
0120-441-831
http://www.abios.jp

太田油脂 お客様相談室
0120-31-3577
http://www.ohtaoilmill.co.jp/

大塚製薬
0120-550-708
https://www.otsuka.co.jp/

紀文お客様相談室
0120-012-778
https://www.kibun.co.jp

気流LABO
TEL 0467-38-7536
http://www.kiryu-bws.jp/

銀座ラ・トゥール
TEL 03-6273-4511
http://www.ginzalatour.com/

サラヤ
0120-40-3636
http://www.lakanto.jp/

勝山ネクステージ
TEL 022-722-3750
https://www.shozankan-shop.com

デルタインターナショナル
0120-68-1122
http://www.delta-i.co.jp/

トップバリュお客さまサービス
0120-28-4196
http://www.topvalu.net/

ホテイフーズコーポレーション
0120-165-616
http://www.hoteifoods.co.jp/

森永製菓
0120-560-162
http://www.morinaga.co.jp/

友盛貿易（ネット店舗・本味主義）
https://honmi.asia/

雪印メグミルク
0120-301-369
http://www.meg-snow.com/

ローソンカスタマーセンター
0120-07-3963
http://www.lawson.co.jp

## 水野雅登《みずのまさと》

友愛病院内科医。杏林大学医学部医学科卒業。杏林大学医学部付属病院の高齢医学科、東京警察病院を経て、2006年より友愛病院に勤務。自らも糖質制限を実施中で2016年より院内でも「糖質制限外来」を始める。「医師Mのブログ」で「簡単！糖質制限導入編」をはじめとする情報を発信。水野先生を含む10人の医師による共著『スーパードクターズ！ いま、糖質制限がすごい！ ケトン体生活のススメ』（ぴあ）が好評発売中。

## 島田淑子《しまだすみこ》

東洋医学ライフクリエーター。鍼灸師・美容師・国際中医薬膳師・調理師。日本かっさ協会会長・東洋医学ライフクリエイティブ協会会長。糖質オフを始めて5年、長年の水毒タイプを克服し体調も良好に。糖質オフ・薬膳・発酵を使った食事法を提案し、料理教室も開講。東洋医学を柱とした生活全般をクリエイトする活動を広げている。『スマホ目を解消！目元スティック』（主婦の友社）ほか著書多数。



装丁＋本文デザイン　金沢ありさ
撮影　柴田和宣（主婦の友社写真課）　三富幸和（DNPメディアアート）
モデル　橋本好江
イラスト　内藤しなこ
校正　田杭雅子
構成・編集　山村浩子
編集デスク　高橋祥子（主婦の友社）

**我慢《がまん》なし！ 成功《せいこう》への近道《ちかみち》！**
**糖質《とうしつ》オフなのに満腹《まんぷく》ダイエット**

監　修　水野雅登《みずのまさと》、島田淑子《しまだすみこ》
発行者　荻野善之
発行所　株式会社主婦の友社
〒101-8911
東京都千代田区神田駿河台2-9
電話　03-5280-7537（編集）
03-5280-7551（販売）

印刷所　大日本印刷株式会社



©Masato Mizuno, Sumiko Shimada 2017 Printed in Japan


ISBN978-4-07-424013-5



■乱丁本、落丁本はおとりかえします。お買い求めの書店か、主婦の友社資材刊行課（電話03-5280-7590）にご連絡ください。
■内容に関するお問い合わせは、主婦の友社（電話03-5280-7537）まで。
■主婦の友社が発行する書籍・ムックのご注文は、お近くの書店か主婦の友社コールセンター（電話0120-916-892）まで。
*お問い合わせ受付時間　月～金（祝日を除く）　9:30 ～ 17:30

主婦の友社ホームページ　http://www.shufunotomo.co.jp/

R〈日本複製権センター委託出版物〉
本書を無断で複写複製（電子化を含む）することは、著作権法上の例外を除き、禁じられています。本書をコピーされる場合は、事前に公益社団法人日本複製権センター（JRRC）の許諾を受けてください。
また本書を代行業者等の第三者に依頼してスキャンやデジタル化することは、たとえ個人や家庭内での利用であっても一切認められておりません。
JRRC〈 http://www.jrrc.or.jp　eメール：jrrc_info@jrrc.or.jp　電話：03-3401-2382 〉



ち－072001